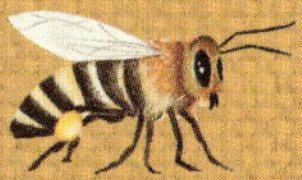

KARINA
NOUMAN

Fräulein Grüns
BIENEN-APOTHEKE

Natürliche Anwendungen mit
Bienenprodukten & Heilkräutern

Servus

15

NATURAPOTHEKE
— AUS DEM —
BIENENSTOCK

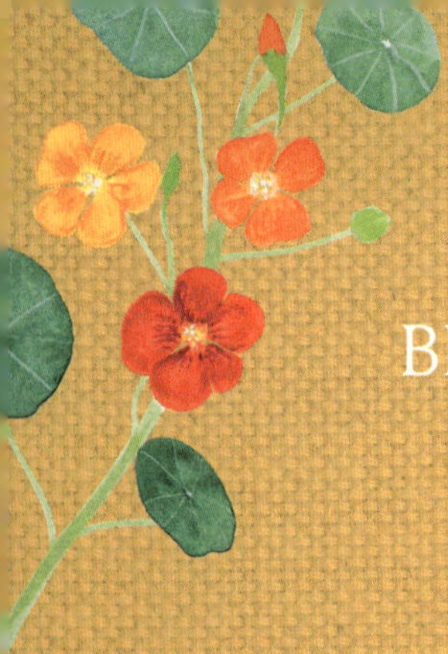

93 BIENENKRÄUTER — IM — EIGENHEIM

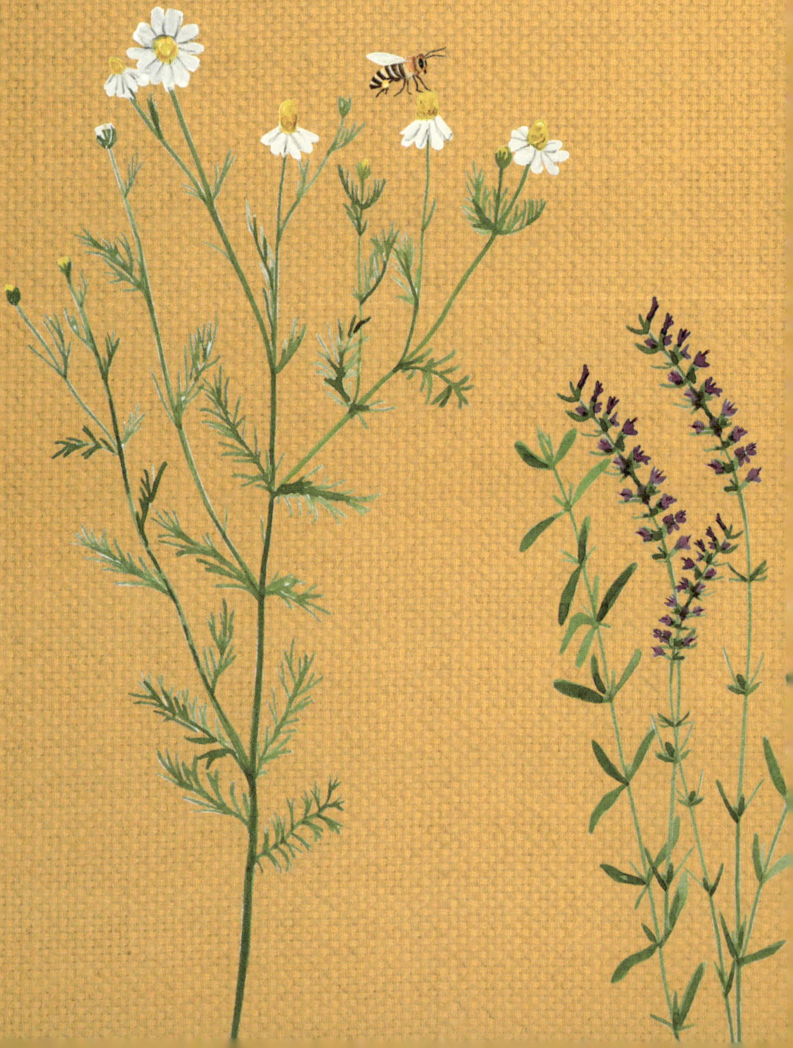

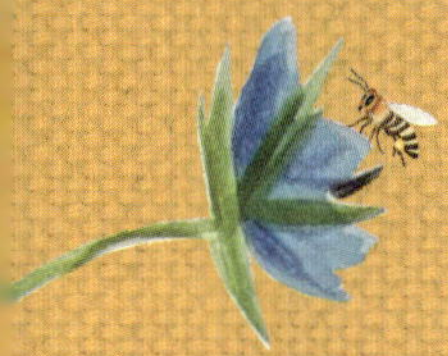

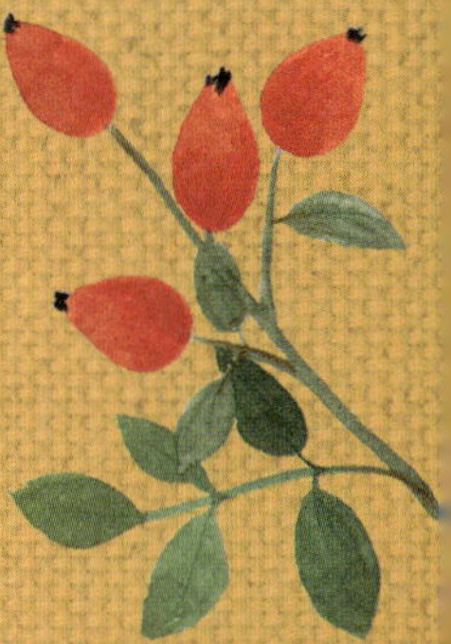

99

MEINE
— ZEHN —
BIENENKRÄUTER

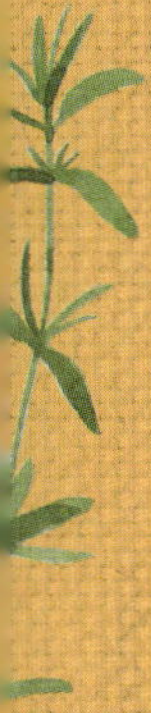

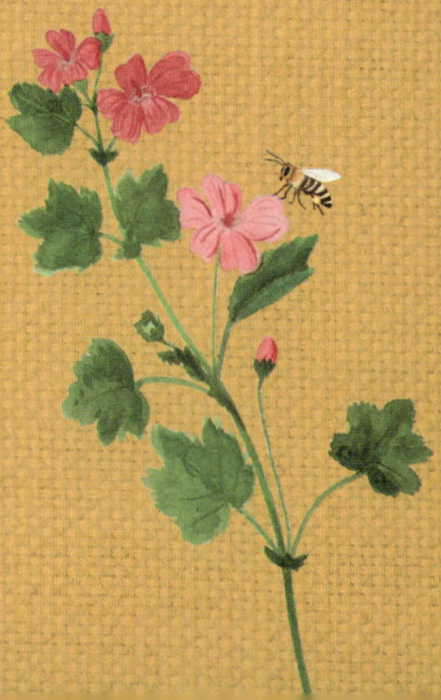

Von Bienen, Blumen und Heilpflanzen

Es ist eine einzigartige Partnerschaft, die sich vor zig Millionen Jahren ergeben hat und bis heute anhält: Bienen und Blumen stehen in einer festen Beziehung zu- und profitieren voneinander. Eine ausbalancierte Synergie, die zu einer Dreierbeziehung wurde, als der Mensch gelernt hat, den Honig von Wildbienen zu ernten. Schließlich folgte auch das Verständnis für die Haltung von Bienen und seitdem sind gerade Honigbienen ein fixer Bestandteil des menschlichen Lebens. Und für uns wohl das größte Glück – denn wir haben gelernt, wie wertvoll neben dem süßen Honig auch all die weiteren Bienenprodukte wie Wachs, Propolis oder auch Gelée Royale sind. Doch schätzen wir diese natürlichen Geschenke, die uns die Bienen machen, auch genug? Ich würde sagen, daran können wir noch arbeiten.

Für mich ist es nahezu unmöglich, sich Blumen ohne Bienen vorzustellen... wie sie mit ihrem Summen zum Landeanflug ansetzen, geschäftig auf den verlockenden Blüten balancieren und den Nektar aufsaugen. Mit vollem Magen und den dicken gelben Pollenhöschen an den Beinen geht es dann zurück in den Bienenstock, wo der Nektar in Honig verwandelt und somit haltbar gemacht wird. Pflanzen haben gelernt, Bienen mit ihrer Schönheit und ihrem Duft anzulocken, um für die Bestäubung zu sorgen. Gerade Wildpflanzen sind oft auf den Bienenpartner angewiesen, um ihren Weiterbestand zu sichern. Das heißt also: Keine Bienen, keine Blumen! Der Verlust der Bienen würde für uns nicht nur den Verlust des Honigs bedeuten, sondern auch eine langsam sterbende Natur. Man weiß, dass über 70 der 100 wichtigsten Kulturpflanzen von der Bestäubung der Bienen abhängig sind, von den Wildpflanzen ganz zu schweigen. Unser Ökosystem baut zu einem großen Teil auf diese wunderbaren Insekten. Obst, Gemüse, Kräuter... fast ein Drittel der Nahrungsmittel, die wir zu uns nehmen, ist auf die Bestäubung der Bienen zurückzuführen.

Ich sitze oft vor blühenden Wildkräutern oder meinen Gartenblumen, nur um das geschäftige Treiben der Bienen zu beobachten. Es hat für mich etwas Beruhigendes, Faszinierendes, diese glückliche Partnerschaft der Natur zu bestaunen. Und gerade durch meine Arbeit mit Kräutern und das Anwenden von Naturheilmitteln ist meine immer schon dagewesene Faszination für Bienen und Blumen zu einer tiefen Verehrung für diese Synergie geworden. Denn wenn man erkennt, was die Verwendung von Kräutern für unser Leben, unsere Gesundheit bedeutet, erkennt man gleichzeitig auch das große Geschenk, das uns Bienen machen.

Ohne Bienen könnte ich viele Kräuter und Heilpflanzen nicht mehr finden. Und ohne die vielen Bienenprodukte wie Bienenwachs und Co. könnte ich mir zum

Beispiel keine Ringelblumensalbe mehr herstellen. Natürlich gibt es immer Alternativen, aber alles, was uns die Honigbiene an Produkten zur Verfügung stellt, sind bereits Heilmittel aus dem Bienenstock. Kombiniere ich diese dann noch mit Heilpflanzen, schenke ich meinem Körper, meiner Gesundheit viel Unterstützung und Heilung.

In meinem Kopf schwirrte schon lange die Idee herum, ein Buch über die Verwendung von Bienenprodukten in Kombination mit Kräutern und Heilpflanzen zu schreiben und damit aufzuzeigen, wie die unterschiedlichen Rezepturen unser Wohlbefinden steigern können. Ich möchte Ihnen als Leserin und Leser zum einen vermitteln, wie wertvoll jedes einzelne Bienenprodukt an sich für uns ist, und zum anderen sollen meine Kräuterrezepte mit Honig, Propolis und Co. zeigen, dass wir es selbst in der Hand haben, diese Schätze für unsere Gesundheit zu nutzen.

– UND ES WIRD ZEIT, DANKE ZU SAGEN –

Wir müssen wieder anfangen, den Bienen, etwas für ihre Millionen Jahre lange Arbeit, von der wir Menschen zu 100 Prozent profitieren, zurückzugeben. Das beginnt bereits im Kleinen. Schon ein Topf, mit einer passenden Bienenpflanzen auf dem Balkon, unterstützt die Bienen in einer Welt, in der das Futter für sie immer knapper wird.

Deswegen gibt es in diesem Buch auch Tipps für die richtigen Bienenkräuter im Topf, auf der Terrasse und im

Garten – Kräuter, die unseren summenden Freunden Nektar schenken, Pflanzen, die wir gleichzeitig auch in unserem Leben als Heilpflanzen verwenden können.

So hat schlussendlich jeder etwas davon, am meisten wahrscheinlich wir selbst, wenn wir mit einem honigsüßen Lächeln dasitzen und wissen, dass wir die Geschenke von Bienen und Pflanzen endlich wieder mehr schätzen.

Aber lassen Sie uns nicht die Wildbienen, Hummeln und Schmetterlinge vergessen: Sie schenken uns keinen Honig oder Wachs, tragen aber wesentlich zur Vermehrung der Pflanzen bei. Viele Kräuter, Obst- oder Gemüsesorten würden ohne die vielen Bestäuber nicht mehr existieren. Denn Bienenkräuter bieten gleichzeitig auch wunderbare Nahrung für viele andere Insekten.

– HONIG – VON DUNKELBRAUN BIS DURCHSICHTIG –

Welchen Wert eine Honigbiene für uns hat, lässt sich am besten durch Zahlen zeigen: Je nach Pflanzenvielfalt und Umweltsituation kann man sagen, dass eine Biene für ca. 500 Gramm Honig bis zu 100 000 Kilometer weit fliegen muss. Diese Zahl variiert natürlich, sie veranschaulicht aber, wie aufwendig es ist, die Basis für das, was letztlich bei uns auf dem Brot landet, zu sammeln.

Damit ist die Honigbiene für uns Menschen das drittwichtigste Nutztier. Denn über die Jahrtausende haben wir Honig als Nahrung, für rituelle Zeremonien, aber natürlich auch als Mittel für innere und äußere Gesundheit entdeckt.

Honig war lange eines der wichtigsten Mittel zur Behandlung von Infektionen und Wunden. Auch Allergien können Linderung finden, wenn man regelmäßig Honig aus seiner eigenen Region zu sich nimmt. Man spricht hier von einer »Desensibilisierung«, da der Körper sich langsam an die Pollen der Pflanzen aus der Umgebung gewöhnt. Im Nektar, den die Bienen aufnehmen, und im daraus entstehenden Honig ist alles enthalten, damit das Immunsystem beim nächsten Pollenflug nicht mehr so stark reagiert. Dafür muss der regional und natürlich produzierte Honig bereits über den Winter eingenommen werden. Denn in jedem Honig sind immer auch Spuren von Pollen zu finden.

Honig ist in erster Linie Nektar, der von den Bienen gesammelt wird. Manche bezeichnen den Nektar sogar als das »purste Wasser«, das uns die Natur schenkt und vergleichen es mit dem Fruchtwasser einer werdenden Mutter. In der Mythologie ist der Nektar einer Pflanze ein Getränk, das nur den Göttern vorbehalten bleibt und einem Unsterblichkeit verleihen soll.

Bienen sammeln den Nektar in ihrem Magen. Mithilfe der Arbeit vieler weiterer Bienen, die im Bienenstock warten, verdunstet immer mehr Wasser und der Nektar dickt schlussendlich zunehmend ein. Der Honig ist aber nicht »nur« eine süße, dickliche Flüssigkeit aus Zucker und Wasser. Wir sprechen hier über ein Naturprodukt, das neben Zuckerarten wie Frucht- und Traubenzucker auch Vitamine, Mineralstoffe, Proteine, Aminosäuren und Enzyme enthält.

Stellen wir nun verschiedene Honiggläser nebeneinander, sehen wir sofort, dass jeder Honig eine andere

Färbung hat. Seine Konsistenz reicht dabei von flüssig bis cremig. So wie Weinkenner sich die Farbe, den Duft und natürlich den Geschmack eines Weines einer bestimmten Traube oder Region näher ansehen, kann man das auch mit Honig machen. Honigkenner schmecken aus einem Löffel Honig nämlich viel mehr heraus als nur die Süße. Ist er eher bernsteinfarben, erkennt man einen fruchtigen Duft oder erinnert sein Geschmack vielleicht an verschiedene Gewürze oder Kräuter?

Tipp: Versuchen Sie es mal selbst. Nehmen Sie einen Teelöffel voll Honig in den Mund, atmen Sie durch den Mund ein, warten Sie ein paar Sekunden und atmen Sie dann durch die Nase aus. Erkennen Sie die geschmacklichen Unterschiede zwischen den verschiedenen Honigsorten?

Nicht jeder Honig wird durch das Sammeln von Blütennektar produziert. Der dunkle Waldhonig, bei uns eine der beliebtesten Honigsorten, wird nicht aus Blütenpollen gewonnen, sondern aus den Ausscheidungen von zum Beispiel Schild- oder Blattläusen. Deswegen wird in der Bezeichnung eigentlich von Blütenhonig und Honigtau gesprochen. Bei letzterem produziert ein Nadelbaum wie zum Beispiel die Fichte Baumsaft, der von Läusen aufgenommen wird. Diese scheiden den zuckersüßen Saft aus und das lockt Insekten wie Bienen an. Das Endresultat im Bienenstock ist schließlich dieser wunderbare dunkle und sehr schmackhafte Honig.

Honigsorten sind so vielfältig wie die Natur selbst. Probieren Sie einmal bewusst Kastanien-, Lindenblüten-

oder Löwenzahnhonig. Oder holen Sie sich aus Ihrer Region beim Imker Ihres Vertrauens etwas Sonnenblumenhonig, vielleicht bekommen Sie sogar Spezialitäten wie Alpenrosenhonig. Je nach Region gibt es die unterschiedlichsten Honigsorten, die uns zeigen: Honig ist nicht gleich Honig.

Seit ich Honig nicht mehr nur als süßen Zusatz auf dem Butterbrot sehe, ist es für mich besonders wichtig, ihn bei regionalen Imkern zu beziehen. Je mehr Sie sich mit dem Schatz der Bienen beschäftigen, desto mehr werden Sie entdecken, wo sich in Ihrer Umgebung Imker oder Anbieter von hochwertigem Honig befinden.

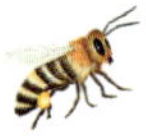

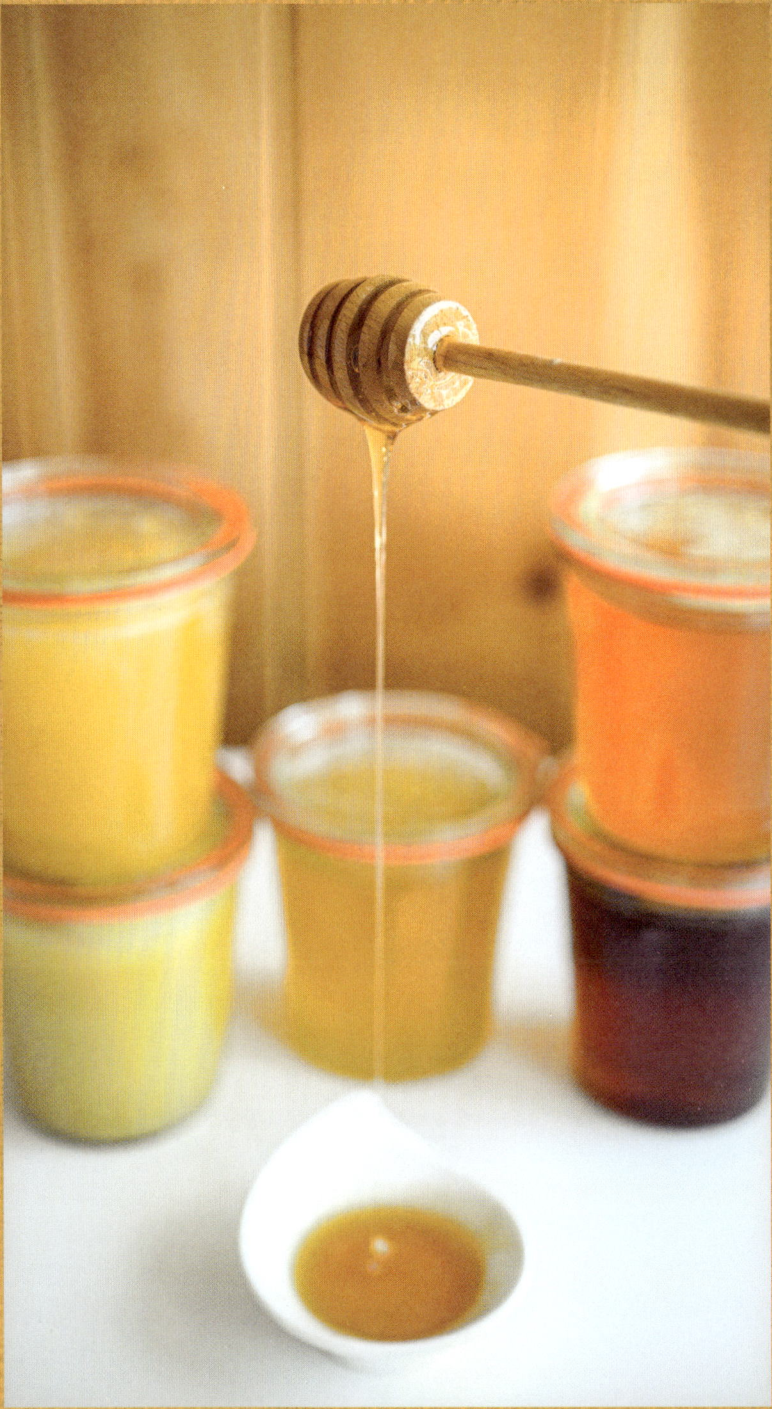

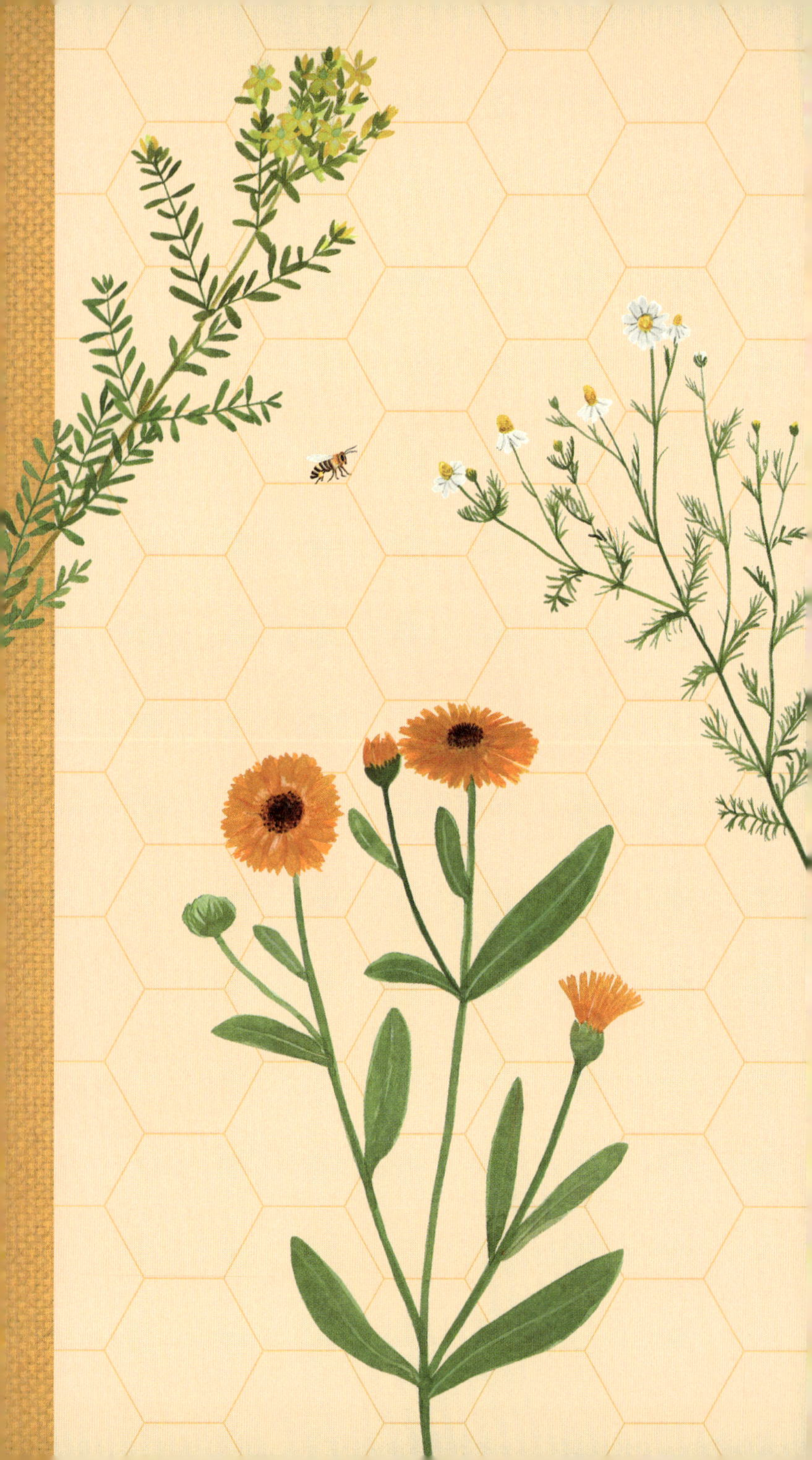

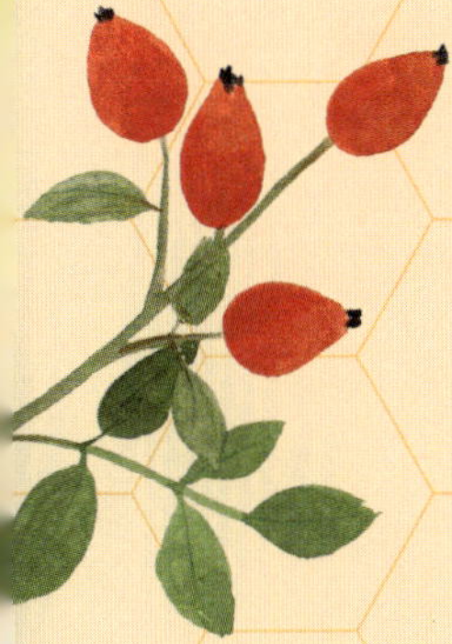

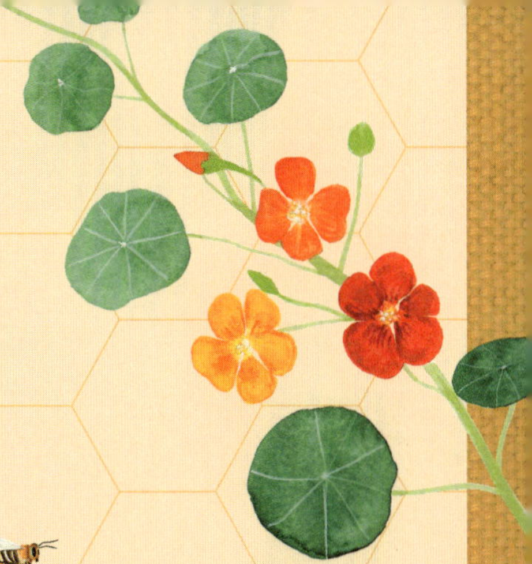

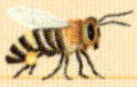

NATUR-APOTHEKE
— AUS DEM —
BIENENSTOCK

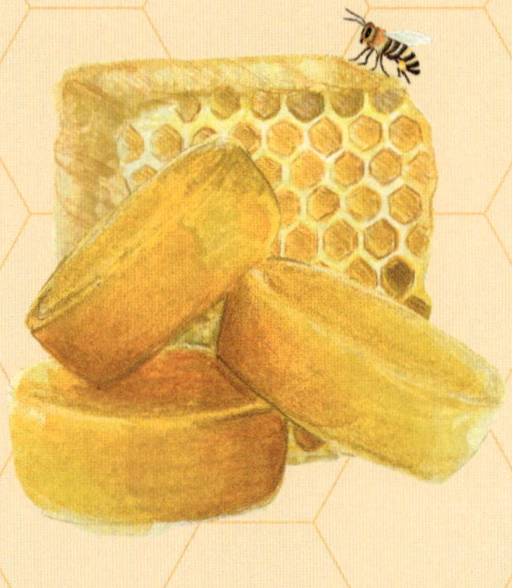

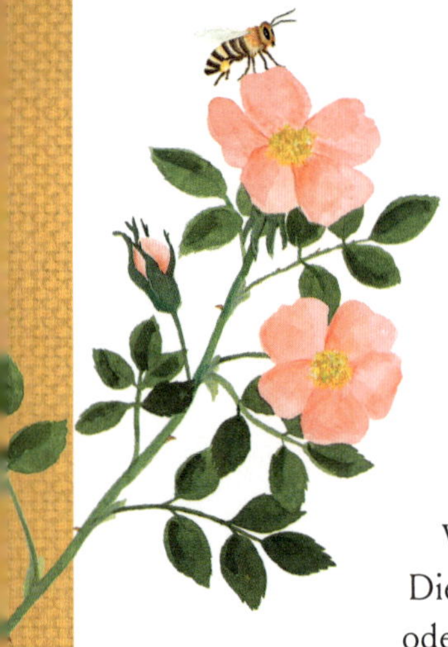

Honigbienen werden aus vielfältigen Gründen immer weniger. Das Thema Bienensterben ist kein neues. Krankheiten, Feinde wie die Varroamilbe und natürlich die starke Reduktion von Lebensräumen, die von Menschen verursacht wird, sind einige der Gründe für den Verlust eines der wichtigsten Insekten. Die gute Nachricht: Viele von uns wissen oder erkennen zunehmend, wie wichtig Bienen für uns Menschen, aber auch für andere Insekten sind. Auch die Zahl der Hobbyimker steigt und die Praxis, Bienenstöcke für den eigenen Garten zu mieten, die von professionellen Imkern betreut werden, wird ebenfalls langsam beliebter. Auch Städte wie zum Beispiel meine Heimatstadt Salzburg geben Bienenstöcken mehr Platz. Und was man vielleicht nicht glauben mag: Gerade Städte sind wunderbare Plätze für Honigbienen. Stadtparks mit vielen verschiedenen Blumen bieten vielfältige und wertvolle Nahrung für Bienen.

Wenn man einen eigenen Bienenstock im Garten hat, hat man eine wundervolle Naturapotheke zur Hand, die neben dem Honig auch weitere heilsame Bienenprodukte wie Wachs, Propolis, Pollen und mehr bietet. Natürlich kann man diese heilsamen Naturprodukte auch käuflich erwerben. Erkunden Sie doch mal Ihre Umgebung nach dem nächsten Imker. Zu wissen, wo der Honig oder das Bienenwachs herkommt, erhöht das Verständnis für diese Schätze und zudem wissen Sie dann auch, dass Sie hier eine gute Qualität beziehen können.

Für meine Rezeptideen ist mir folgendes besonders wichtig: Achten Sie auf eine gute Qualität. Warum? Wenn wir uns schon die Mühe machen, etwas Wirksames für unsere Gesundheit, unser Wohlbefinden zu zaubern, dann wollen wir doch keine minderwertigen Zutaten verwenden. Denn alles, was wir uns zum Beispiel wie eine Salbe auf die Haut geben, wird von dieser auch aufgenommen und in unseren Körper transportiert.

Sie müssen also selbst keine Bienenvölker besitzen und Sie müssen auch kein Imker sein. Sie müssen lediglich die Motivation in sich tragen, das Beste für sich und Ihre Umgebung zu wollen. Dann werden Sie von meinen Kräuter-Bienen-Rezepten begeistert sein. Eine Kombination aus Naturapotheke, Naturküche und Naturkosmetik.

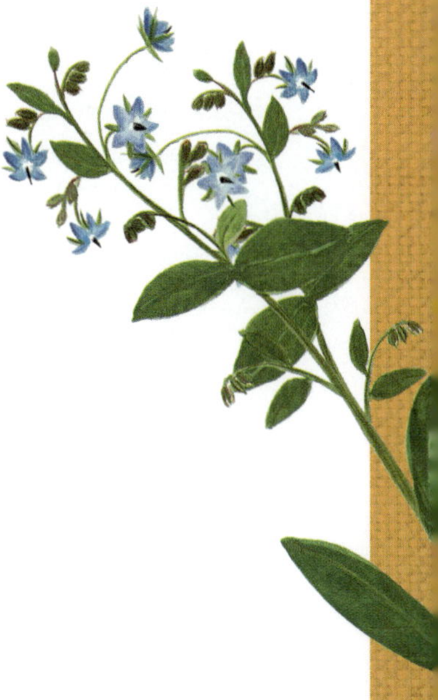

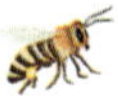

Bienenprodukte im Überblick

Meine Rezepte sind nach den einzelnen Bienenprodukten unterteilt. Im Folgenden finden Sie einen kleinen Überblick darüber, welche Bienenschätze wir verwenden können. Natürlich dürfen auch Kräuter und Heilpflanzen nicht fehlen. Diese können Sie prinzipiell direkt vor der Haustüre finden, denn ich bleibe auch in diesem Buch meinem Prinzip treu, Ihnen unsere heimische Kräuterwelt näherzubringen. Wenn Sie sich aber beim Selbersammeln nicht sicher sind, können Sie alle Kräuter auch in getrockneter Form in Kräuterhäusern oder in der Apotheke bekommen.

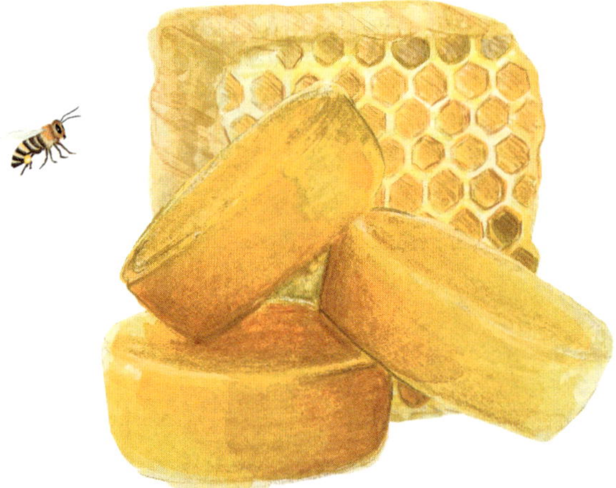

– HONIG –

Honig ist so viel mehr als nur ein Süßungsmittel. Ja, er enthält Zucker. Aber neben Fructose und Glucose sind noch viele weitere Zuckerarten enthalten, die unserem Körper mehr Zeit geben, ihn zu verstoffwechseln. Eine Energiebombe für uns. Dazu kommen noch viele andere Inhaltsstoffe wie Mineralstoffe oder auch Aminosäuren, die Honig für uns zu einem wertvollen Heilmittel bei Wunden, Husten oder Energielosigkeit machen.

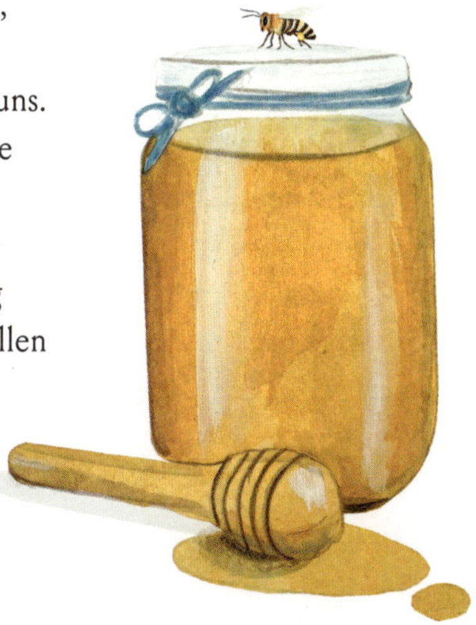

– BIENENWACHS –

Bienenwachs ist ein Baustoff, den die Bienen selbst produzieren. Eine Salbe ohne dieses Wachs herzustellen, ist für mich kaum vorstellbar, erhalte ich dadurch doch nicht nur einen Konsistenzgeber, sondern auch eine Basis, die pflegend und schützend wirkt. Schon allein der Duft von Bienenwachs wirkt positiv auf unser Wohlbefinden. Probieren Sie doch mal Wabenhonig, den es zu kaufen gibt. Dabei essen sie sowohl den Honig als auch das Bienenwachs – Ihr Darm wird Ihnen die kleine Reinigung sehr danken.

– PROPOLIS –

Harze kennen wir vor allem von Bäumen. Die klebrige Substanz hält Viren, Bakterien und Pilze fern. Auch für das Leben im Bienenstock ist das lebensnotwendig. Um auf engstem Raum ein sauberes, gesundes Zuhause zu sichern, produzieren Bienen Propolis. Dafür knabbern sie am Harz verschiedener Pflanzen und produzieren daraus schlussendlich ihre Propolis. So wie wir Menschen vom Harz der Bäume profitieren – denken Sie nur an die Pechsalbe –, können wir auch von der Propolis der Bienen profitieren, zum Beispiel wenn wir mit einer Erkältung zu kämpfen haben.

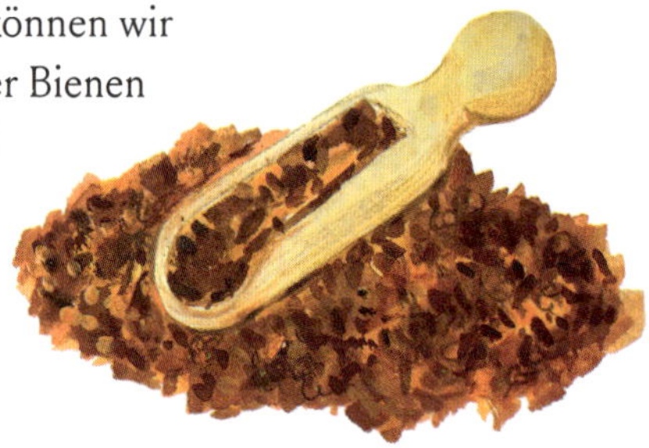

– POLLEN –

Pollen kleben als kleine Bällchen an den Bienenbeinen und sind DAS Energiepaket aus dem Bienenstock, denn in ihnen steckt richtig viel Kraft. Das Bienenvolk wird durch sie mit wichtigen Nährstoffen versorgt und auch für die Aufzucht der Larven werden Pollen verwendet. Für uns wirken die kleinen festen Pollenkügelchen wie ein Nahrungsergänzungsmittel, denn in ihnen sind Proteine, Fette, Mineralstoffe, Vitamine, sekundäre Pflanzenstoffe und auch hochwertiges Eiweiß enthalten.

– GELÉE ROYALE –

Dabei handelt es sich um die königlichste Speise der Bienen, denn die Königin aus dem Bienenstock wird ihr ganzes Leben lang mit Gelée Royale gefüttert. Allein durch die Ernährung unterscheidet sie sich damit von den restlichen Bienen im Stock. Sie lebt länger und ist durch die Eier, die sie legt, für den Fortbestand des Bienenstocks verantwortlich. Gelée Royale besitzt wertvolle Inhaltsstoffe, die auch für uns Menschen eine einzigartige Wirkung haben: Schon 1 Gramm pro Tag kann den Tagesbedarf von wichtigen Spurenelementen und Vitaminen decken. Dazu kommen noch viele weitere Funktionen, von denen wir Menschen profitieren können und die unsere Gesundheit allgemein verbessern.

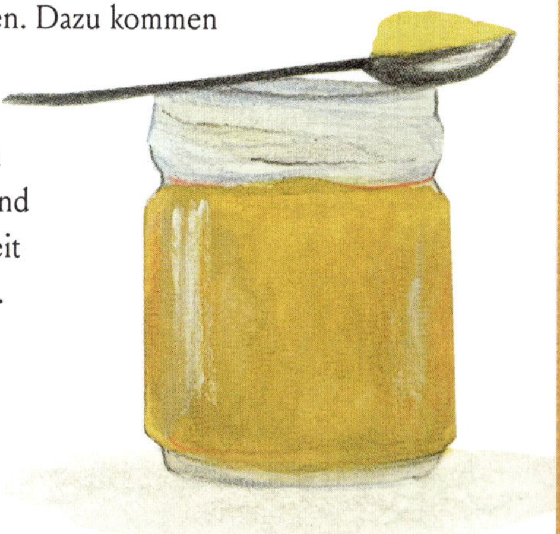

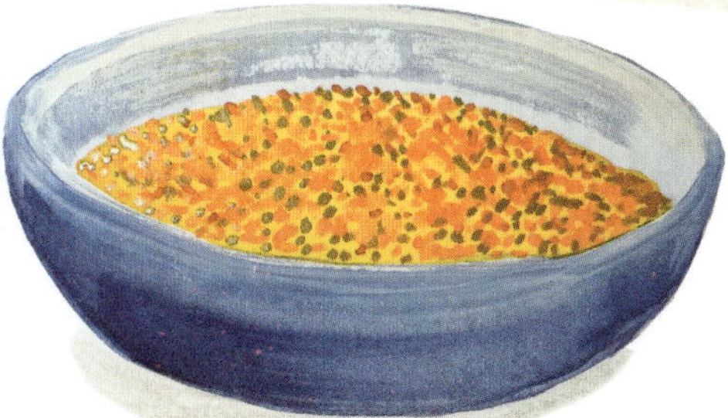

Rezepte mit Honig

Welcher Honig darf es bei Ihnen sein? Der cremige Blütenhonig, der dunkle Waldhonig oder ein lieblicher Lindenblütenhonig? Wenn man die Regale im Lebensmittelhandel durchforstet, findet man eine Unmenge an verschiedensten Honigsorten. Süßlich schmecken sie alle, aber sind sie auch alle als Heilmittel geeignet?

Sehr viele der im Lebensmittelhandel zu erstehenden Honigsorten werden mit Zucker angereichert. Nicht immer ist ersichtlich, woher der Honig genau stammt, aus welchem Land er geliefert wurde und wie dort die Bestimmungen bezüglich der Pestizide sind. Eines müssen wir uns bewusst machen: Bienen fliegen natürlich auch in Gegenden mit vielen Monokulturen auf Feldern, die nicht biologisch gedüngt werden. Alles, was sie dort sammelt, gibt eine Biene dann auch in den Honig ab, den wir anschließend zu uns nehmen. Egal, ob auf dem Frühstücksbrot oder als Heilmittel in einer Salbe.

– DER IMKER DES VERTRAUENS –

Es gibt sie immer mehr: die Imker des Vertrauens. Das bedeutet für Sie: Schauen Sie sich um. Bestimmt gibt es unweit von Ihnen einen Imker oder vielleicht sogar einen Hobby-Imker, der Ihnen einen wunderbaren Honig verkaufen kann. Und ja, diese mit Liebe produzierten Gläser sind meist ein wenig teurer in der Anschaffung, aber gerade, wenn es um Honig als naturreines Heilmittel geht, sollte dieser hochwertig sein. Natürlich bietet auch der Lebensmittelhandel schon sehr gut produzierten Honig an. Hier sollten Sie aber die Angaben auf der Rückseite der Gläser genauestens durchlesen, damit Sie sicher sein können, dass kein weiterer Honig aus Europa zugekauft und beigemischt wurde, denn dann kann man wieder nicht sagen, welcher Honig dort verwendet wurde.

– DIE VERSCHIEDENEN ARTEN VON HONIG –

Blütenhonig, Waldhonig oder Cremehonig … allein schon an der Farbe erkennt man den feinen Unterschied zwischen den Honigsorten. Die jeweilige Art ergibt sich auch daraus, welche Pflanzen im Einzugsgebiet der Bienen angeflogen werden. Das erkennt man oft schon an den spezifischen Namen wie Kleehonig, Löwenzahnhonig oder Akazienhonig … Es gibt aber auch eine Art, die immer für viel Überraschung sorgt: der Waldhonig. Diese Bezeichnung bedeutet nicht, dass die Bienen hier nur Bäume oder Pflanzen im Wald anfliegen und Absonderungen dieser aufsammeln. Bienen steuern hier pflanzensaftsaugende

Insekten an und sammeln den Honigtau, also die Ausscheidungen dieser Insekten, ein. Denn die Insekten können nicht alles an Pflanzensaft verstoffwechseln, weshalb sie den Überschuss wieder abgeben. Waldhonig ist von Natur aus dunkler und hat einen intensiveren Geschmack. Außerdem ist er eine wertvolle Medizin aus der Natur, die man wunderbar für viele Naturrezepte verwenden kann.

Der Cremehonig erfreut sich immer größerer Beliebtheit, muss aber für seine besondere Konsistenz vom Imker gerührt werden. Denn am Anfang ist jeder Honig flüssig. Damit es zur cremigen Konsistenz kommt, wird während der natürlichen Kristallisation gerührt. Ich liebe es, diese Honigsorte aufs Butterbrot zu schmieren. Für meine Rezepte in diesem Buch empfehle ich Ihnen aber einen flüssigen Honig, ob Sie Blüten- oder Waldhonig verwenden, ist natürlich Ihnen überlassen.

– HONIG ALS REINES HEILMITTEL –

Honig an sich ist ein Naturheilmittel. Man hat das flüssige Gold der Bienen immer schon bei Wunden und Entzündungen verwendet, denn Honig besitzt die Fähigkeit, »totes« Material aus Wunden zu entfernen. Somit haben Bakterien und Keime keine Chance mehr. Die guten Bakterien in unserem Körper hingegen werden durch den Honig genährt. Für eine schnellere Wundheilung wurde oft mit einem Honigverband gearbeitet, der immer wieder gewechselt wurde. Häufig heilen solche mit Honig behandelten Wunden doppelt so schnell ab. Heute ist diesbezüglich vor allem der Manuka-Honig in aller Munde, der auch als »medizinischer Honig« bezeichnet wird. Aber auch unsere regionalen Honigsorten können als Medizin dienen und haben dazu eine pflegende Wirkung. Ein einfaches Beispiel sind raue und trockene Lippen. Geben Sie eine konventionelle, gekaufte Lippenpflege auf Ihre Lippen, trocknen diese rasch wieder aus. Haben Sie einmal Honig auf den Lippen aufgetragen, bleiben diese lange gepflegt, befeuchtet und außerdem schmeckt es auch noch gut.

Innerlich eingenommen entfaltet der Honig seine starke heilende Wirkung. Er wirkt positiv auf unser Immunsystem, hilft uns bei Entzündungen im Hals- und Rachenbereich, ist beruhigend bei Reizhusten und hat eine schleimlösende Wirkung.

Wer seinem Körper allgemein etwas Gutes tun möchte, sollte auch einmal eine Honigmassage versuchen. Hier wird der Körper mit purem Honig massiert, was eine entgiftende Wirkung hat. Der Honig wird schnell von der Haut aufgenommen und dringt tief in die Hautschichten ein. Gift- und Schlackenstoffe werden bei einer regelmäßigen Anwendung aus dem Körper ausgeschieden. Eine gute Idee etwa, wenn man im Frühling seinen Körper mit einer natürlichen Kur in Schwung bringen möchte.

– SANFTE DESENSIBILISIERUNG AUS DER NATUR BEI POLLENALLERGIEN –

Ich möchte auch noch kurz auf das Thema Allergien eingehen. Gerade regionaler Honig kann bei der natürlichen Desensibilisierung einer Pollenallergie helfen. Er enthält in ganz geringen Mengen auch die Pollen der von der Biene angeflogenen Pflanzen. Ist man in der Blütezeit dieser Pflanzen allergiegeplagt, kann der regionale Honig ein wenig zur Linderung der Symptome beitragen. Dabei ist es sinnvoll, regelmäßig einen Löffel Honig eines Imkers aus der Region einzunehmen. Somit kann sich der Körper im Laufe der Zeit an die Auslöser seiner Pollenallergie gewöhnen, da das Immunsystem dadurch sanft stimuliert wird. Dazu muss der Honig vom Imker aber zur richtigen Zeit geschleudert werden und es muss ein Honig aus der Region sein, in der auch die Pflanzen, die die Allergie auslösen, von den Bienen angeflogen werden. Es lohnt sich also definitiv, nach lokalen Imkern Ausschau zu halten und dann bereits im Winter mit dem täglichen Löffel zu beginnen, bevor es im Frühling wieder mit der Pollenallergie losgeht. Es gibt hierzu positive Erfahrungsberichte, wissenschaftlich bewiesen ist die allergiemildernde Wirkung allerdings noch nicht. Aber wer Honig liebt, kann nur davon profitieren, generell auf regional produzierten Honig zu setzen.

– MEINE HONIG-REZEPTE MIT KRÄUTERN –

Als Kräuterexpertin kombiniere ich in meinen Rezepten immer wieder Honig mit Kräutern, um meinem Körper Unterstützung zu bieten. Honig ist und bleibt aber natürlich auch ein Genussmittel. Deswegen möchte ich Ihnen eine bunte Vielfalt an Honig-Kräuter-Rezepten mitgeben, die zeigen, wie vielfältig Honig in Kombination mit Kräutern, die direkt vor unserer Haustüre wachsen, einsetzbar ist.

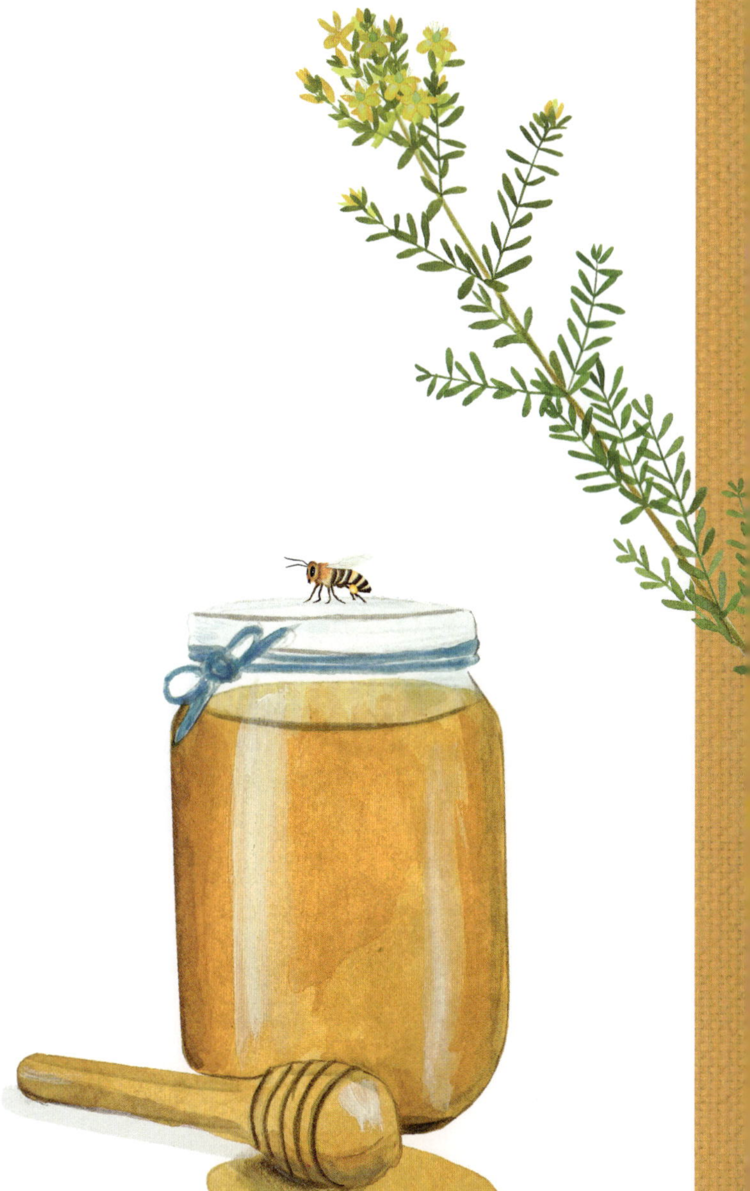

HONIG PUR UND HEILSAM

—

Gerade wenn man in Notfällen keine passenden Medikamente zu Hause hat, können Sie in vielen Fällen zum heilenden Honig greifen. Bei jeder Art von Husten etwa bringt ein Löffel purer Honig schnelle Linderung. Aber auch bei kleinen Schnittwunden kann ein wenig Honig zur Heilung beitragen. Dafür wird einfach eine dünne Schicht Honig auf die Schnittwunde aufgetragen. Und versuchen Sie doch auch mal, ein wenig Honig anzuwenden, wenn Sie trockene, juckende und gereizte Hautstellen haben. Stillende Mütter können bei zu stark beanspruchten Brustwarzen die entzündungshemmende Wirkung des Honigs nutzen. Bitte aber darauf achten, dass kein Honig mehr an der Brust ist, sobald gestillt wird. Kinder unter einem Jahr sollten keinen Honig zu sich nehmen, da ihre Darmflora noch nicht ganz ausgereift ist.

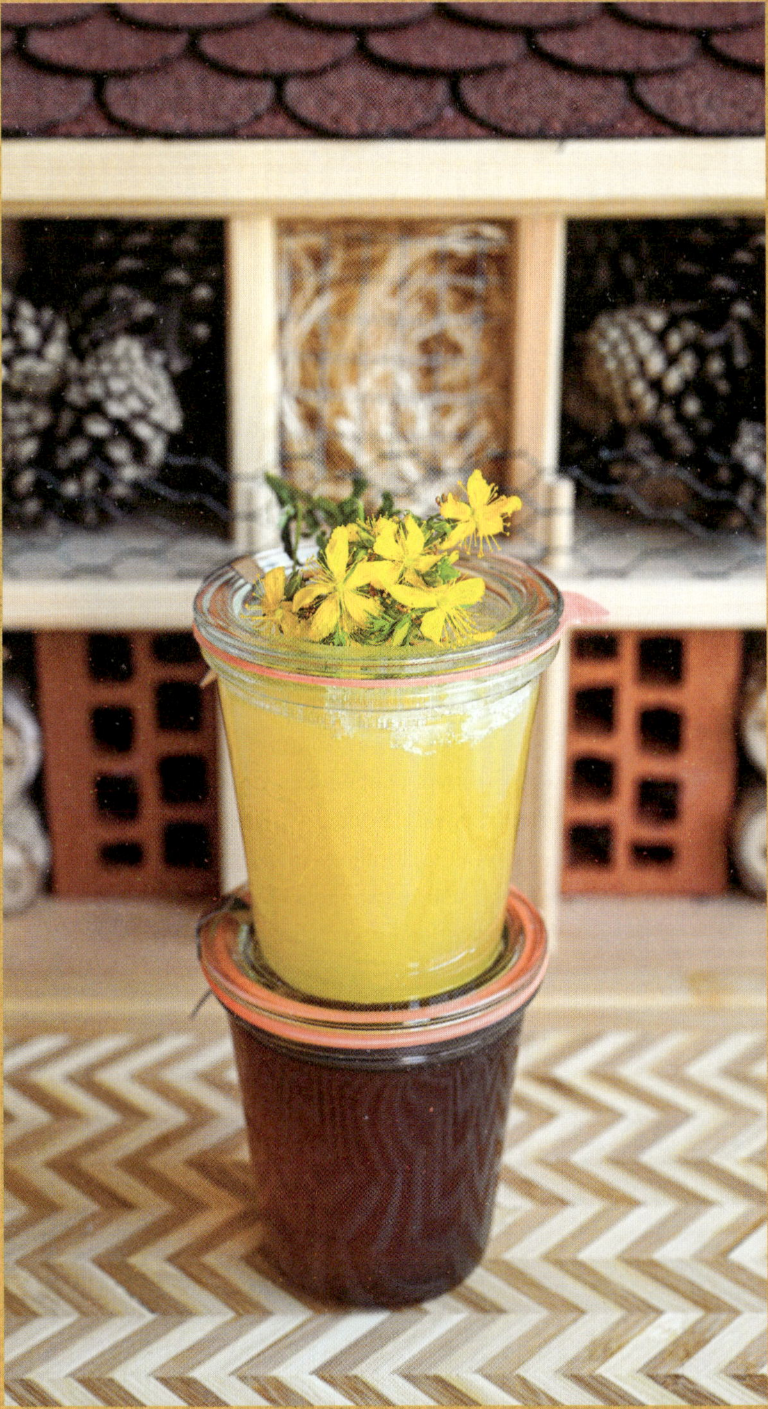

MILCH MIT HONIG
DER KLASSIKER MIT KRÄUTERN

—

– SCHLAFMILCH MIT HONIG & HOPFEN –

Zutaten:
· 250 ml Milch (tierisch oder pflanzlich, aber auf jeden Fall fette Milch)
· 2 TL getrocknete oder 4 TL frische zerkleinerte Hopfenzapfen
· 1 TL Honig

Die Milch wird in einem Topf mit den Hopfenzapfen zum Kochen gebracht. Sobald die Milch heiß ist, den Topf vom Herd nehmen und den Hopfen noch 10 bis 12 Minuten weiterziehen lassen. Wenn die Milch dann auf ca. 40 Grad abgekühlt ist, alles abseihen und den Honig einrühren. Die Milch sollte kurz vor dem Schlafengehen getrunken werden.

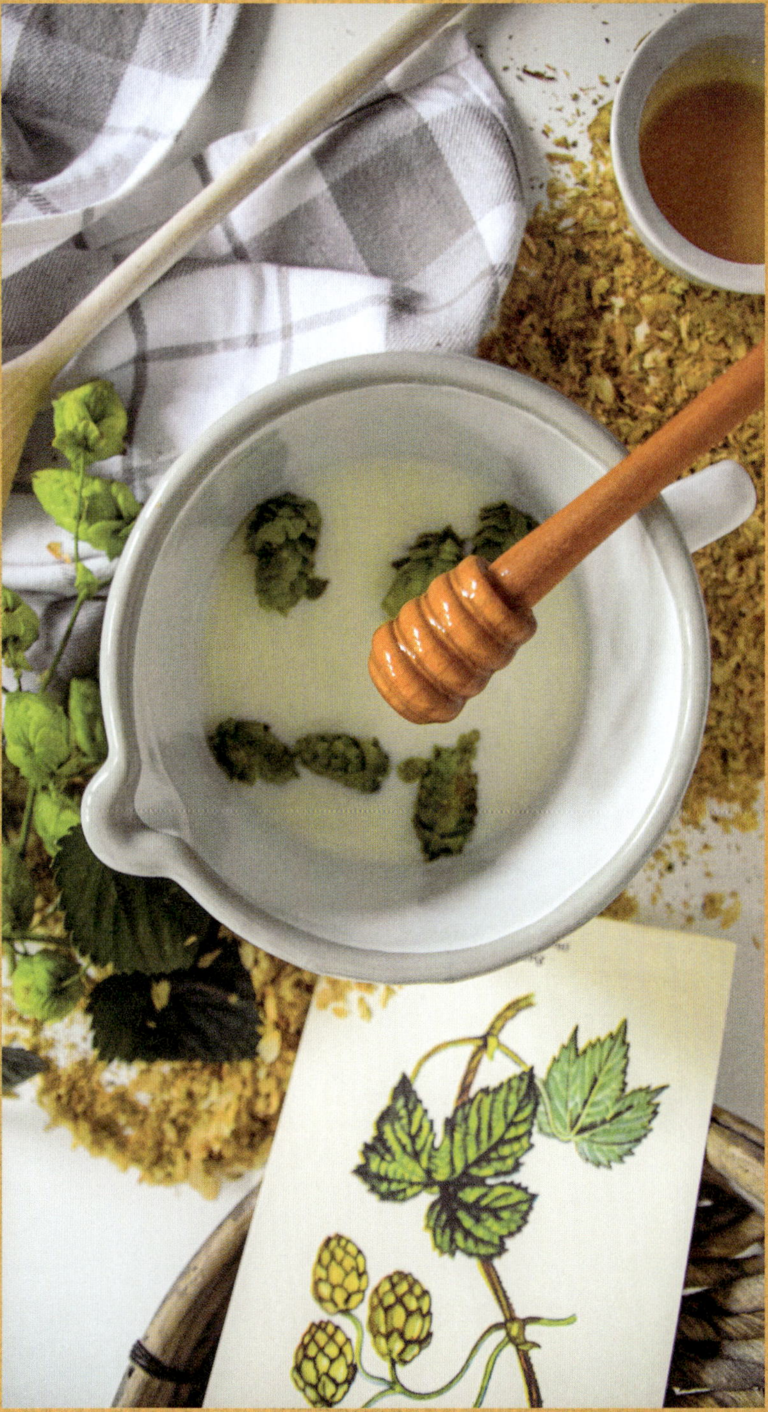

– KRAMPFLÖSENDE MILCH MIT GÄNSEFINGERKRAUT –

Je nachdem, welches Kraut man verwendet, kann die Wirkung abgewandelt werden. Bei Bauchkrämpfen oder Menstruationsbeschwerden kommt das Gänsefingerkraut zum Einsatz, das in der Volksheilkunde auch »Krampfkraut« genannt wird. Traditionell wurde hier Ziegenmilch verwendet.

Zutaten:

- *250 ml Milch (tierisch oder pflanzlich, aber auf jeden Fall fette Milch)*
- *2 TL getrocknete oder 4 TL frische zerkleinerte Blätter vom Gänsefingerkraut*
- *1 TL Honig*

Die Milch wird in einem Topf mit dem Gänsefingerkraut zum Kochen gebracht. Sobald die Milch heiß ist, den Topf vom Herd nehmen und das Kraut noch 10 bis 12 Minuten weiterziehen lassen. Wenn die Milch dann auf ca. 40 Grad abgekühlt ist, alles abseihen und den Honig einrühren. Bei Krämpfen schluckweise trinken.

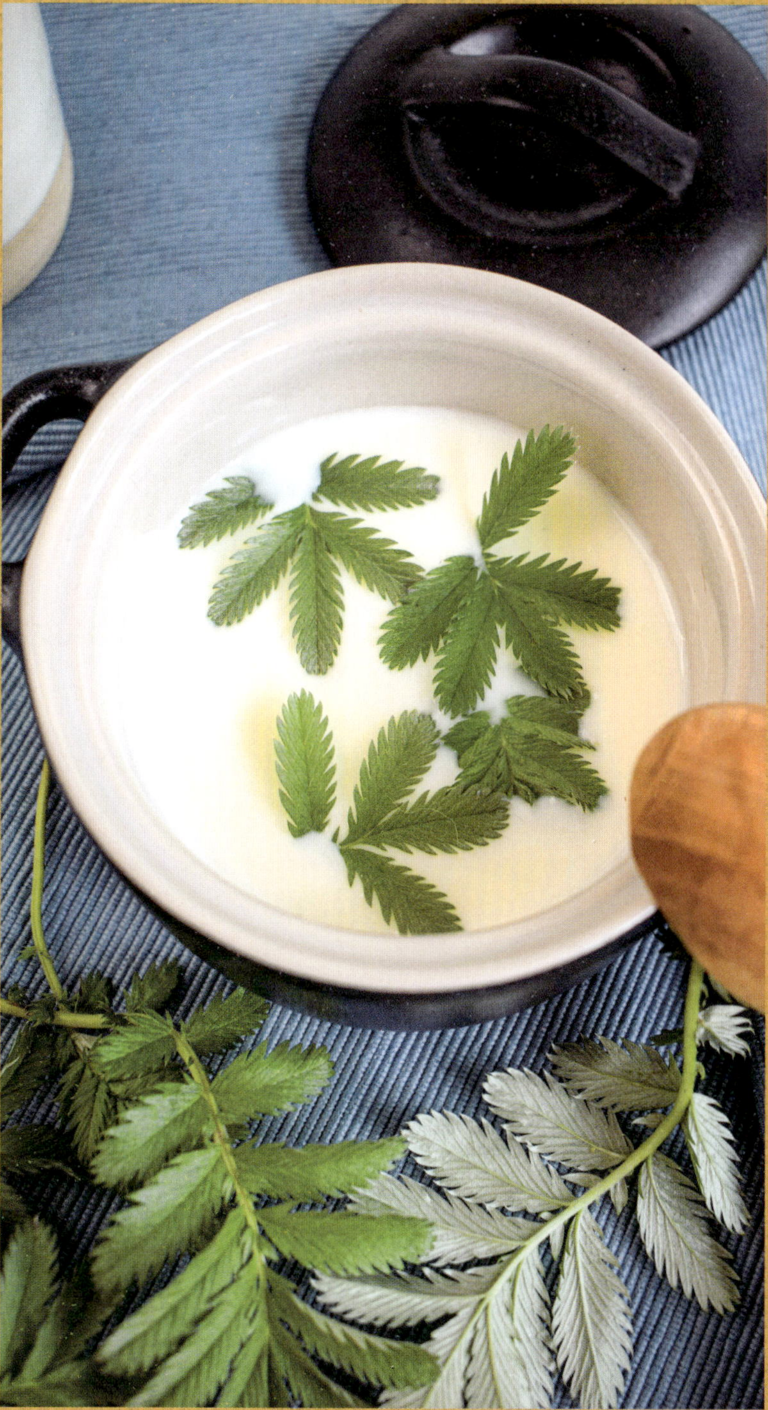

LUNGENKRAUTHONIG FÜR DIE BRONCHIEN

—

Viele Kräuter benötigen eine Basis, in der man diese ausziehen lassen kann. Oft sind es Öle, Essige oder Alkohol, aber gerade auch Honig bietet eine gute Basis, in der sich wirksame Pflanzeninhaltsstoffe lösen können.

Bei Husten und bronchialen Erkrankungen im Allgemeinen wirkt das Lungenkraut regenerierend auf das Lungengewebe. Im Frühling können hier am Waldrand Blätter und Blüten gesammelt werden.

Zutaten:
· 1 Handvoll frische zerkleinerte Blätter und Blüten vom Lungenkraut
· 1 verschließbares Glas (250 ml)
· 200 ml Honig

Das frische Lungenkraut wird zerkleinert und dann maximal bis zur Hälfte in das Glas gefüllt. Auch ein Drittel würde schon reichen. Danach kommt der Honig darüber und das Glas wird verschlossen. Nun soll alles 2 bis 4 Wochen an einem dunklen und kühlen Ort ausziehen.

Da es schwer ist, das Pflanzenmaterial abzuseihen, empfiehlt es sich, den Honig mit dem Pflanzenmaterial löffelweise einzunehmen. Man kann den Honig auch in einen Tee geben. Hier darf das Teewasser aber nicht mehr als 40 Grad haben, sonst ist der Honig wirkungslos und dient nur mehr als reines Süßungsmittel.

Bei Halsentzündungen und Husten kann dreimal täglich ein Teelöffel eingenommen werden. Nicht länger als 4 bis 6 Wochen anwenden.

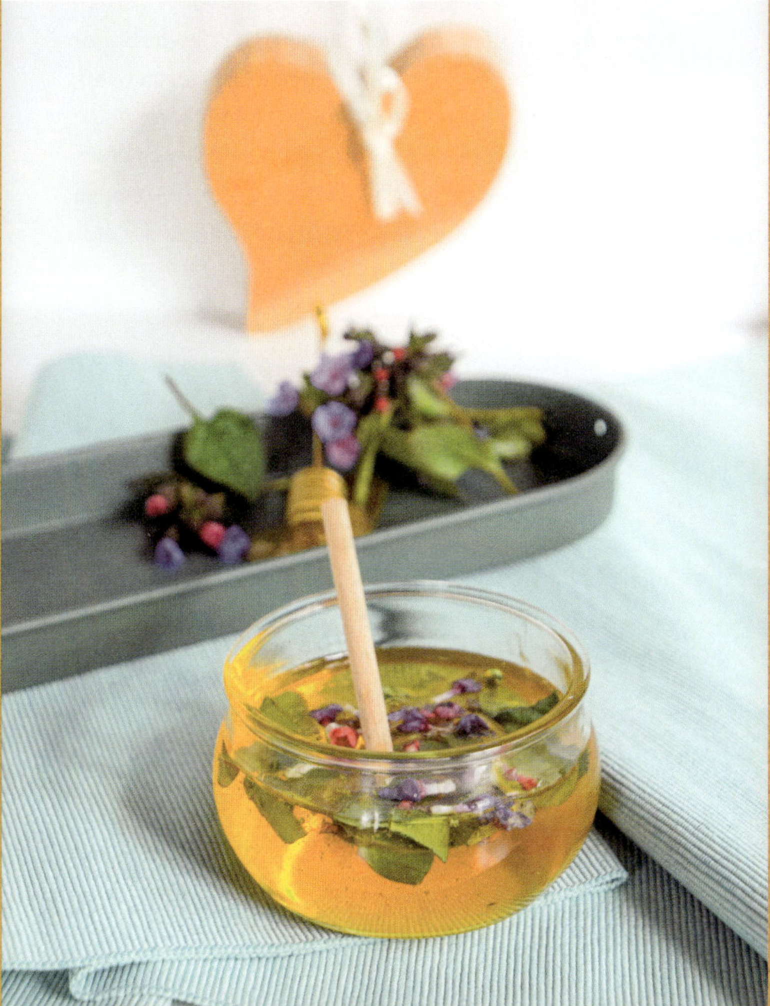

HONIG-ROSEN-SHURUP

—

Dieser Guten-Morgen-Booster – ursprünglich eine Rezeptur aus der orientalischen Naturheilkunde – gibt einen außergewöhnlich angenehmen Energieschub, der sich nach 6 Stunden bemerkbar macht. Also genau dann, wenn meistens das Mittagstief kommt. Somit können Sie mit diesem Honig-Rosen-Shurup schon am Morgen etwas für Ihre Tagesenergie tun. Das Rosenwasser bekommen Sie in jedem gut sortierten Lebensmittelhandel.

Zutaten:

· 1 geschälte Mandel

· ½ TL Rosenwasser

· 1 TL Honig

· 50 ml warmes Wasser

Zunächst wird die Mandel gemörsert, Sie können aber auch 1/2 TL fein gemahlene Mandeln verwenden, die es auch zu kaufen gibt. Das Rosenwasser in das Wasser mischen und danach den Honig zugeben.

Der Honig-Rosen-Shurup sollte am Morgen auf nüchternen Magen getrunken werden.

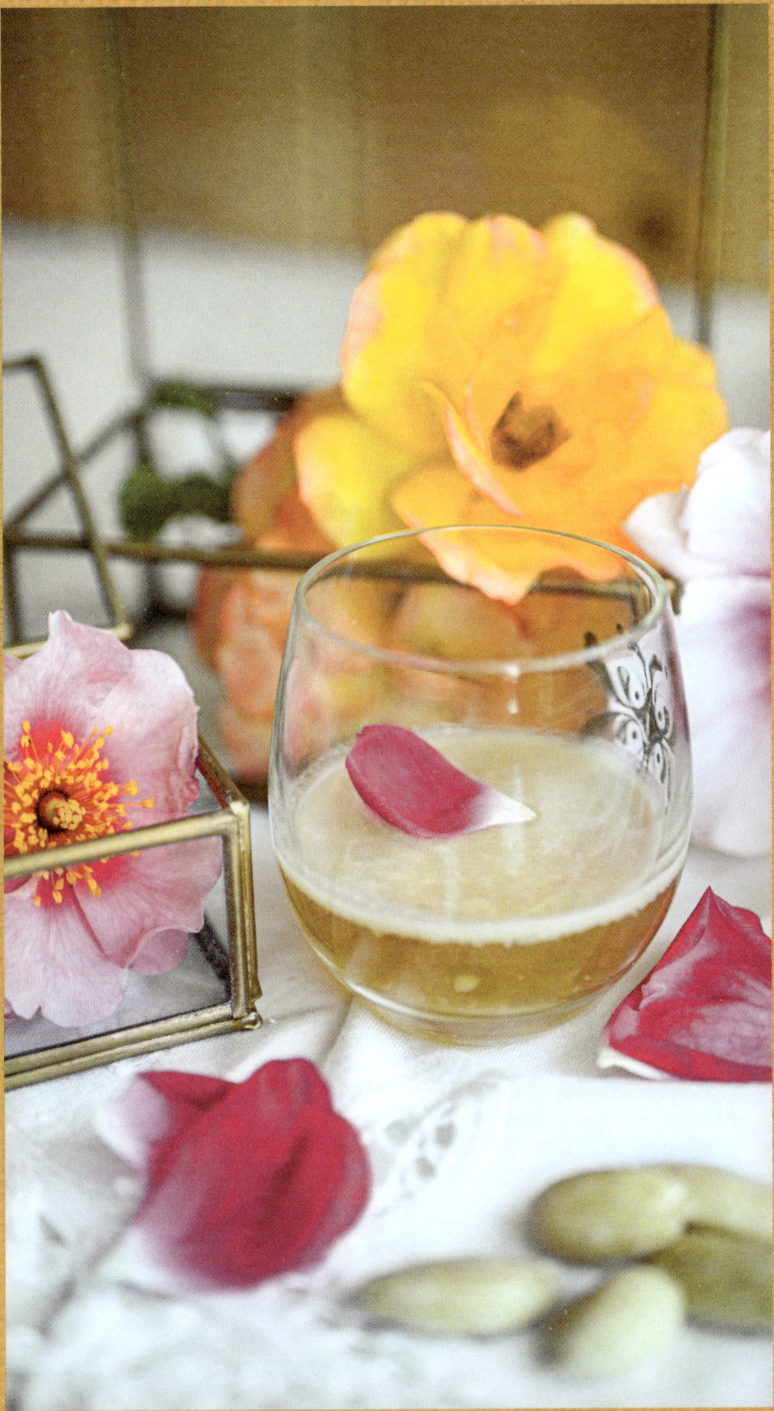

HONIG-EIS MIT YSOP

—

Honig ist neben seinen heilenden Wirkungen auch ein Genussmittel und gerade für Eis wird Honig immer beliebter. Kombiniert werden kann dieses Rezept im Grunde mit jedem Kraut, das man kennt. Ich persönlich liebe aber den leicht herben Geschmack des Ysops, der dieser Kreation eine ganz neue Geschmacksrichtung gibt. Für alle, die es nicht zu süß mögen.

Zutaten:
· 80 g Zucker · 130 ml Wasser
· 1 Handvoll Ysopkraut mit Blüten
· 200 g Topfen · 200 g Naturjoghurt
· 40 g Honig

Den Zucker im Wasser aufkochen, auflösen und den Zuckersirup auskühlen lassen. Anschließend den Ysop hinzugeben und alles mit einem Pürierstab mixen.

Nun die Mischung entweder ein paar Stunden im Kühlschrank durchziehen lassen oder, wenn es schneller gehen soll, für 30 Minuten in den Tiefkühler geben. Nach dieser Kühlzeit alles abseihen, dann Topfen, Joghurt und Honig zum Ysopsirup geben. Nun ist die Masse bereit, in die Eismaschine gefüllt zu werden. Sollten Sie keine Eismaschine haben, einfach im Tiefkühler fest werden lassen.

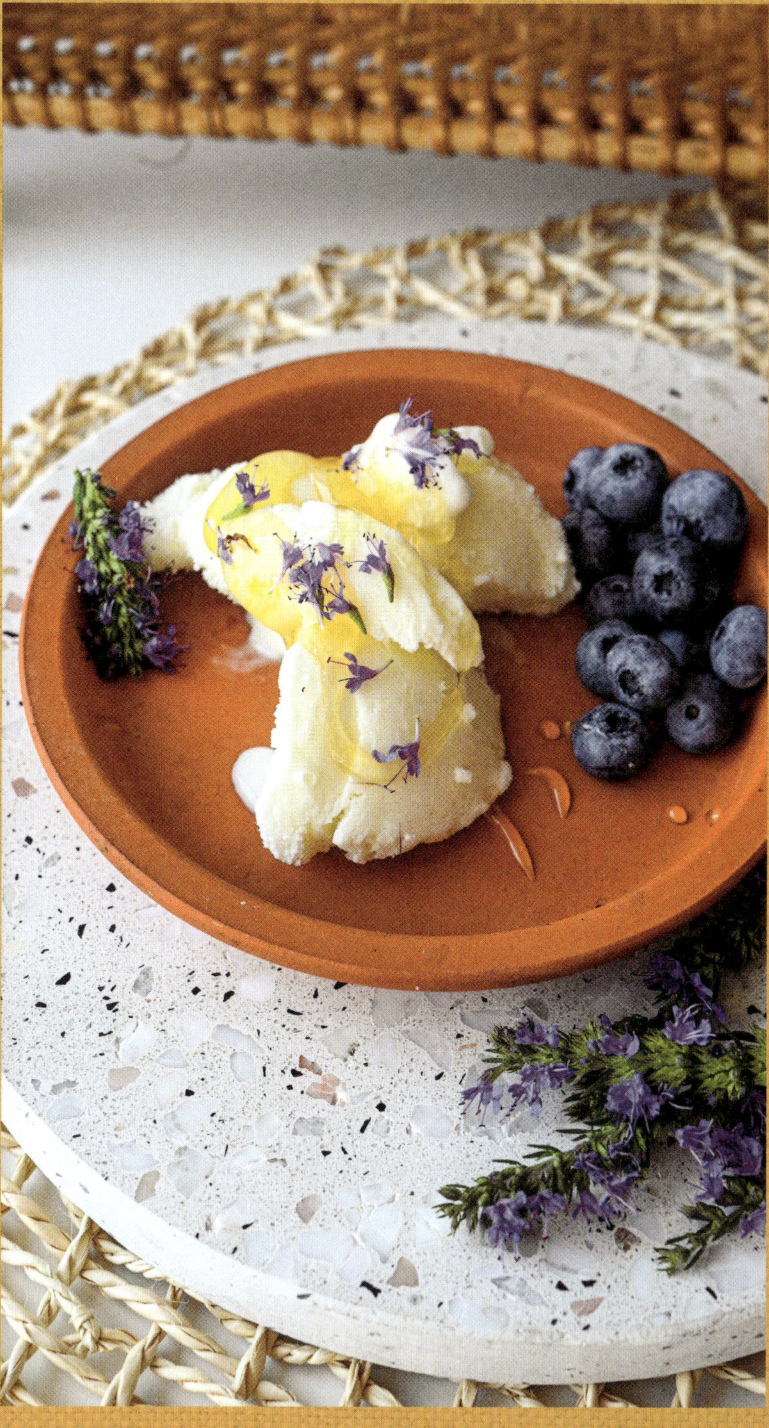

LUST-HONIG MIT BRENNNESSELN

—

Die Brennnessel ist eine der großen regionalen Heilpflanzen. Gerade für die Entgiftung oder bei Eisenmangel greift man gerne auf diese Pflanze zurück. Oder auch, wenn es um die Unterstützung der Libido geht. Ob ab einem gewissen Alter oder als generelle Unterstützung der sexuellen Aktivität kann die Kombination aus Honig, weiteren Bienenprodukten, Brennnesseln und ein wenig Schärfe die sexuelle Lust steigern. Sollte die Mischung für Frauen gemacht werden, kommt zu den angeführten Zutaten noch 1 EL schwarzer Sesam.

Zutaten:
· 1 Kilo Honig · 1 EL Pollen
· 1 ½ EL Propolis-Tinktur
· 3–4 EL zerkleinerte frische Brennnesseln
· 1 EL Olivenöl · 4 EL Pfefferkörner
· 1 Vanilleschote
· optional für Frauen
1 EL schwarzer Sesam

Alle Zutaten bis auf die Vanilleschote in ein verschließbares Glas geben. Diese Mischung muss nun 30 Tage dunkel ausziehen. Entweder verwenden Sie dafür ein Braunglas oder Sie stülpen ein schwarzes Sackerl über das Glas, damit kein Sonnenlicht durchkommt. Nach der Ausziehzeit das Glas öffnen und die in zwei Hälften geschnittene Vanilleschote dazugeben. Nun die Mischung weitere 10 Tage ausziehen lassen.

Wie viel eingenommen wird, hängt vom Gewicht der Person ab. Pro 10 Kilo sollte es 1 TL sein. Bei einem 80 Kilo schweren Mann sind es also 8 TL, aufgeteilt auf maximal 2 Einnahmen pro Tag, das heißt, 4 TL in der Früh und 4 TL am Abend. Pur im Mund schmelzen lassen.

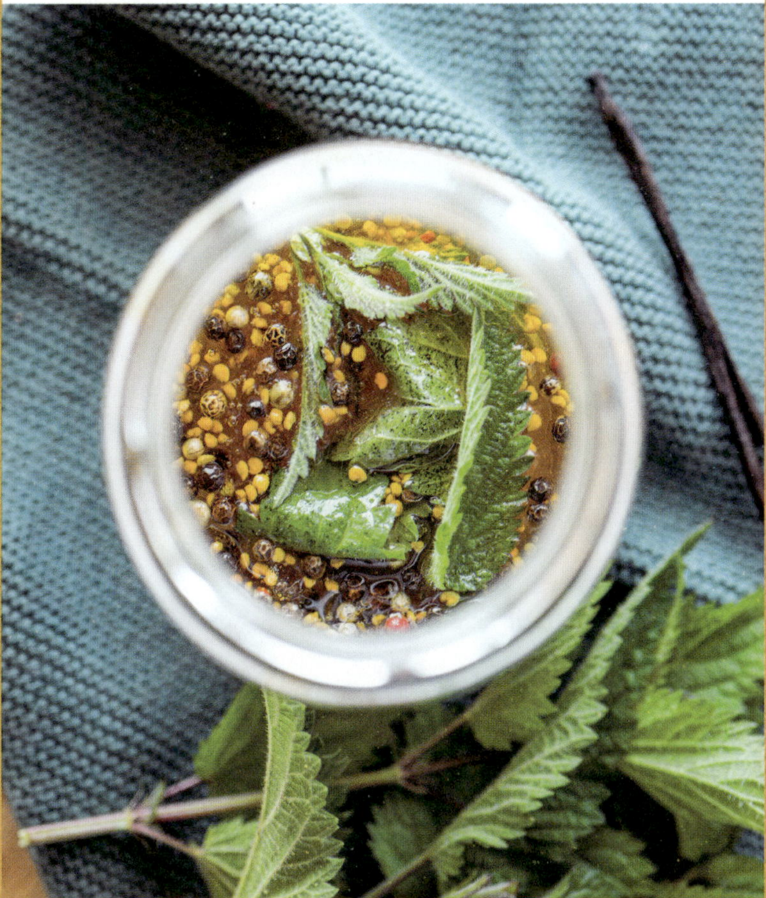

ROSMARIN-SULTAN-PASTE

—

Die Rezeptur stammt wie der Shurup aus der orientalischen Naturheilkunde und unterstützt die Gedächtnisfähigkeit. Zu diesem altbewährten Rezept kommt hier noch Rosmarin, der die Konzentration fördert. Zudem hat die Mischung eine ausschwemmende und leicht harntreibende Wirkung und unterstützt den Körper dabei, sich von Giftstoffen zu verabschieden.

Zutaten:
· 1 EL Ingwerpulver · ½ EL Zimtpulver
· 1 EL geriebener Weihrauch
· 1 EL zerkleinerte Rosmarinnadeln
· 1 TL brauner Zucker · 1 TL Steinsalz
· 1 TL geriebener schwarzer Pfeffer
· 1 EL Olivenöl · 1 kg Honig

Alle Zutaten kommen in den Honig und werden umgerührt. Nun sollten die Kräuter und Gewürze für 2 bis 3 Tage ausziehen.

Es sollte täglich, entweder am Morgen oder Abend, ein TL der Paste eingenommen werden. Aber nicht schlucken, sondern unter der Zunge schmelzen lassen, damit alle Wirkstoffe über die Schleimhäute aufgenommen werden können.

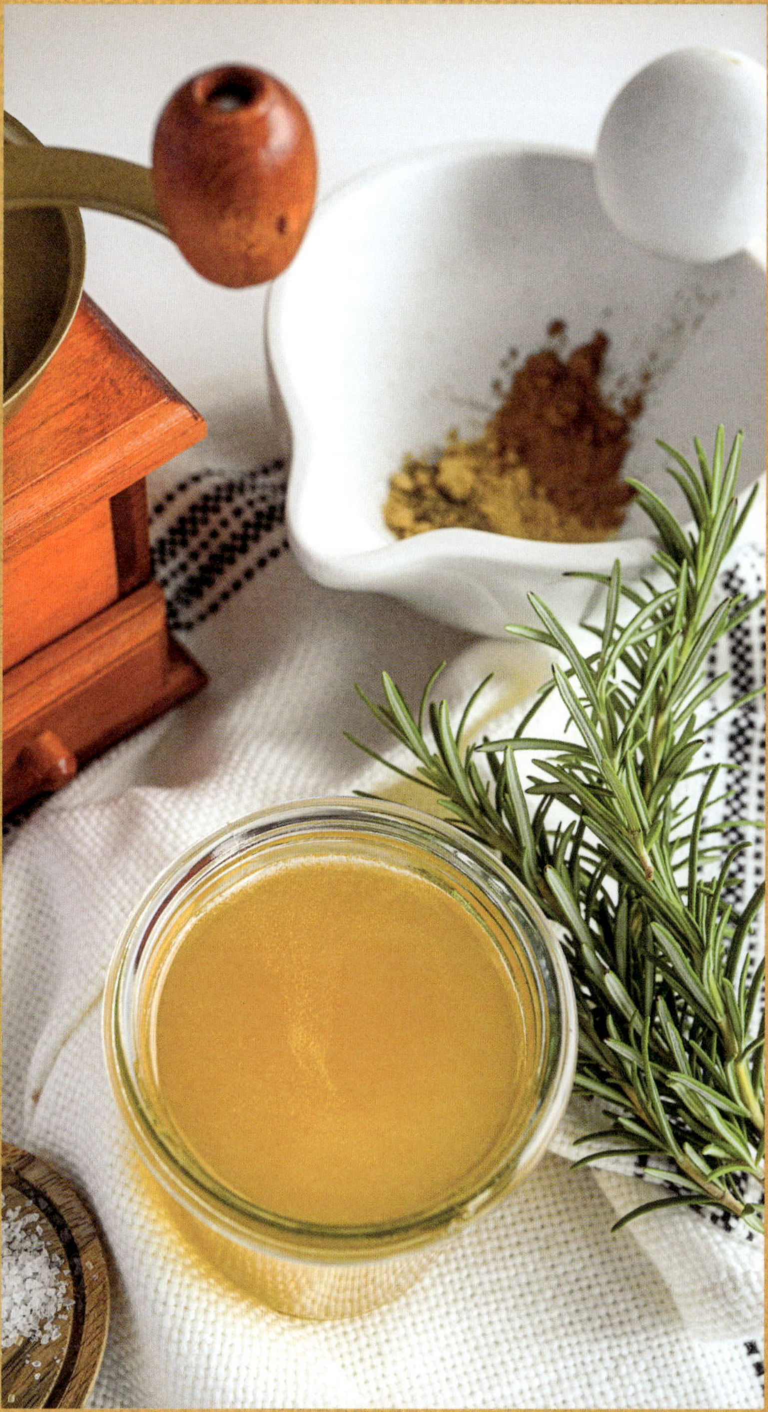

OXYMEL – HEILENDER KRÄUTERAUSZUG

Oxymel erlebt aktuell eine Renaissance und gehört zu den ältesten Heilmitteln, die wir aus der traditionellen europäischen Naturheilkunde noch kennen. Schon Hippokrates hat davon gesprochen. Wenn man die Zutaten hört, mag man nicht glauben, wie so etwas »Einfaches« so wirksam sein kann. Es besteht »nur« aus zwei der ältesten bekannten Haus- und Heilmittel: Honig und Essig.

Das Essig-Honig-Gemisch ist für mich eine großartige Alternative zu alkoholischen Tinkturen – vor allem für Kinder, Schwangere und all jene, die auf Alkohol verzichten möchten.

Wichtig ist aber, dafür einen unbehandelten, nicht erhitzten, also nicht pasteurisierten Essig zu verwenden. In diesem bildet sich die Essigmutter und nur dieser enthält jene guten Bakterien, die wir für unseren Körper brauchen. Gerade der Darm profitiert davon, denn die guten Essig-Bakterien füttern und stärken diesen.

Beim Honig sollte natürlich auch hier wieder ein möglichst hochwertiger Honig verwendet werden, dem kein Zucker zugesetzt wurde.

– WIRKUNG DER ESSIG-HONIG-MISCHUNG –

verdauungsfördernd · entzündungshemmend antibakteriell · desinfizierend · wundheilend

– SAUERHONIG MIT DER KRAFT DER KRÄUTER –

Ein Oxymel kann mit Kräutern zusätzlich in eine bestimmte Richtung gelenkt werden. Je nach Wirkung der Heilpflanzen stellt man zuerst einen Kräuteressig-Auszug her, um die Heilkraft der Kräuter in diesen zu integrieren. Danach wird der abgeseihte Essig mit dem Honig gemischt. Nun sind die Möglichkeiten so vielfältig, wie wir Menschen individuell sind. Das fängt bei einem Frauen-Oxymel mit Heilpflanzen wie Frauenmantel, Schafgarbe oder Kamille an. Für mehr Ruhe und Gelassenheit im Leben können Kräuter wie Lavendel, Hopfen oder Melisse ihren Weg in den Essig finden. Wer seinen Körper hingegen fit für den Frühling machen möchte, kann Frühlingsboten wie Gänseblümchen, Löwenzahn oder Brennnessel ausziehen lassen.

– SO MISCHEN SIE EIN OXYMEL –

Wenn der Kräuteressig fertig ist, dann sollten Honig und Essig in einem speziellen Mischungsverhältnis gemischt werden: 3:1 – 3 Teile Honig zu 1 Teil Essig (z. B. 300 ml Honig zu 100 ml Essig).

– DIE IDEALE EINNAHME EINES OXYMELS –

Oxymel ist Genuss. Neben der Tatsache, dass der Sauerhonig viel für unsere Gesundheit tut, schmeckt er auch ausgezeichnet. Ich verwende meinen Sauerhonig auch gerne für ein Erfrischungsgetränk, indem ich 1–2 EL Oxymel mit Mineralwasser mische. Aber auch als Beigabe zu einem Salatdressing ist der Sauerhonig ein Hit.

– OXYMEL ALS NATURHEILMITTEL –

Wenn Sie Ihrem Körper wieder mehr Schwung geben möchten, dann empfiehlt es sich, den Sauerhonig über 6 Wochen in der Früh auf nüchternen Magen einzunehmen. Vielleicht kennen Sie ja lauwarmes Wasser mit Essig. Nun stellen Sie sich vor, es sind noch Kräuter mit dabei. Ihr Körper, vor allem Ihr Stoffwechsel, wird es lieben.
Dafür 1 EL auf 100 ml lauwarmes Wasser in der Früh nüchtern trinken. Nach 6 Wochen braucht Ihr Körper dann eine Pause vom Oxymel.

OXYMEL BASISREZEPT

—

Zutaten:
· 1 verschließbares Glas (250 ml)
· frische Kräuter (welche genau, finden Sie bei der jeweiligen Angabe zu den Jahreskreis-Kräutern)
· 200 ml nicht pasteurisierter Apfelessig
· 300 ml Honig

Füllen Sie das Glas bis zur Hälfte mit den frischen zerkleinerten Kräutern, es reicht auch ein Drittel. Danach wird das Glas komplett mit dem Apfelessig aufgefüllt. Da es sich um frische Kräuter handelt, können Sie das Glas zwei Tage unverschlossen stehen lassen, damit die Restfeuchtigkeit aus den frischen Pflanzen entweichen kann und nichts zu schimmeln beginnt. Danach das Glas verschließen und an einem dunklen und kühlen Ort ausziehen lassen. Wenn Sie daran denken, dann schütteln Sie das Glas täglich. Nach 2 bis 4 Wochen Ausziehzeit wird alles abgeseiht und der Kräuteressig ist fertig, um in ein Oxymel verwandelt zu werden. Dafür benötigen Sie vom fertigen Essig 100 ml.

Um nun Ihr Oxymel zu bekommen, mengen Sie zu den 100 ml Kräuteressig 300 ml Honig.

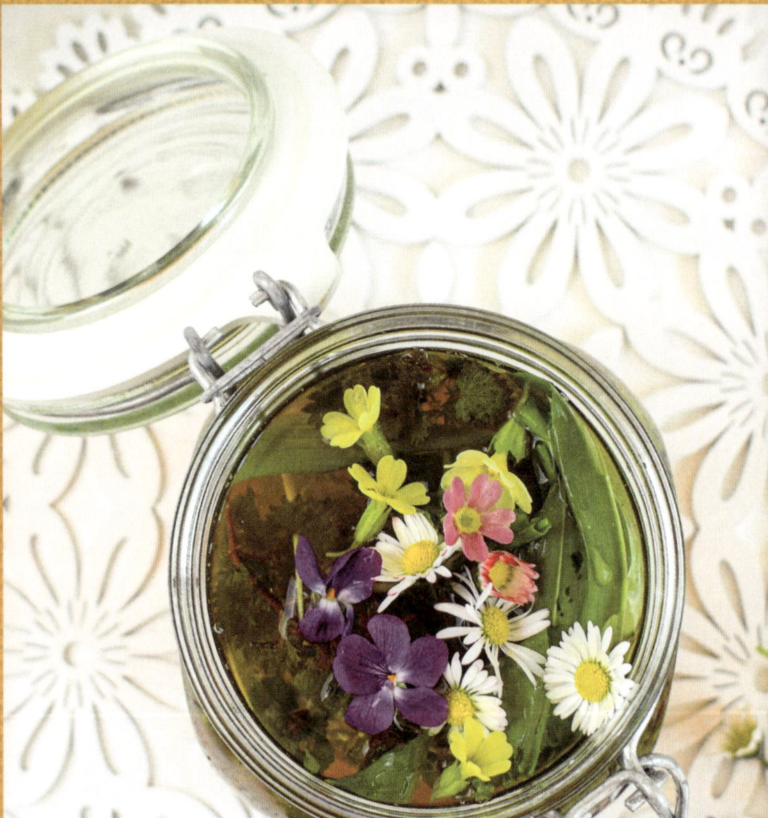
– ENTGIFTENDES
FRÜHLINGSOXYMEL –
Zutaten:
· Löwenzahnblätter und
-blüten · Brennnesselblätter
· Gänseblümchenköpfchen
· Schlüsselblumenblüten
· Gierschblätter
· Bärlauchblätter

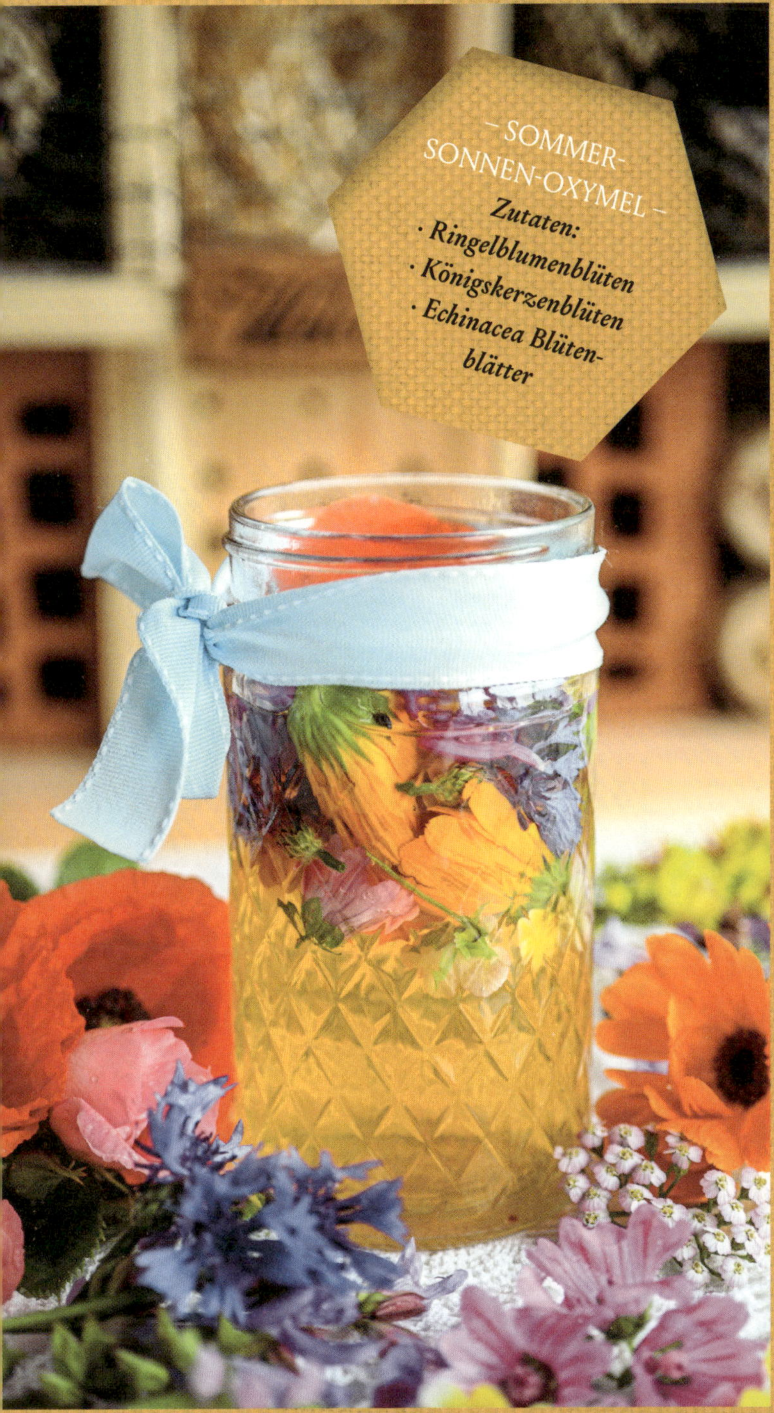
– SOMMER-
SONNEN-OXYMEL –
Zutaten:
· Ringelblumenblüten
· Königskerzenblüten
· Echinacea Blüten-
blätter

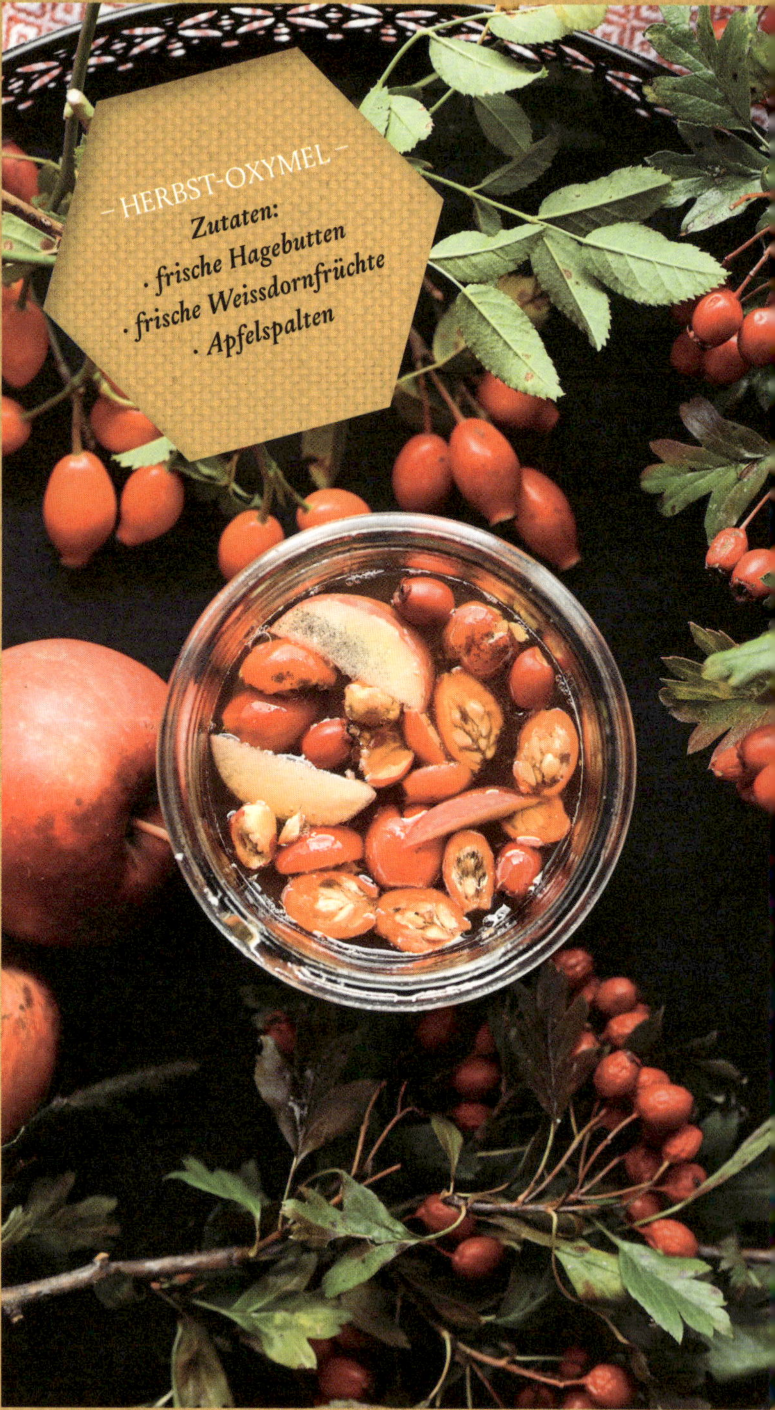
– HERBST-OXYMEL –
Zutaten:
· frische Hagebutten
· frische Weissdornfrüchte
· Apfelspalten

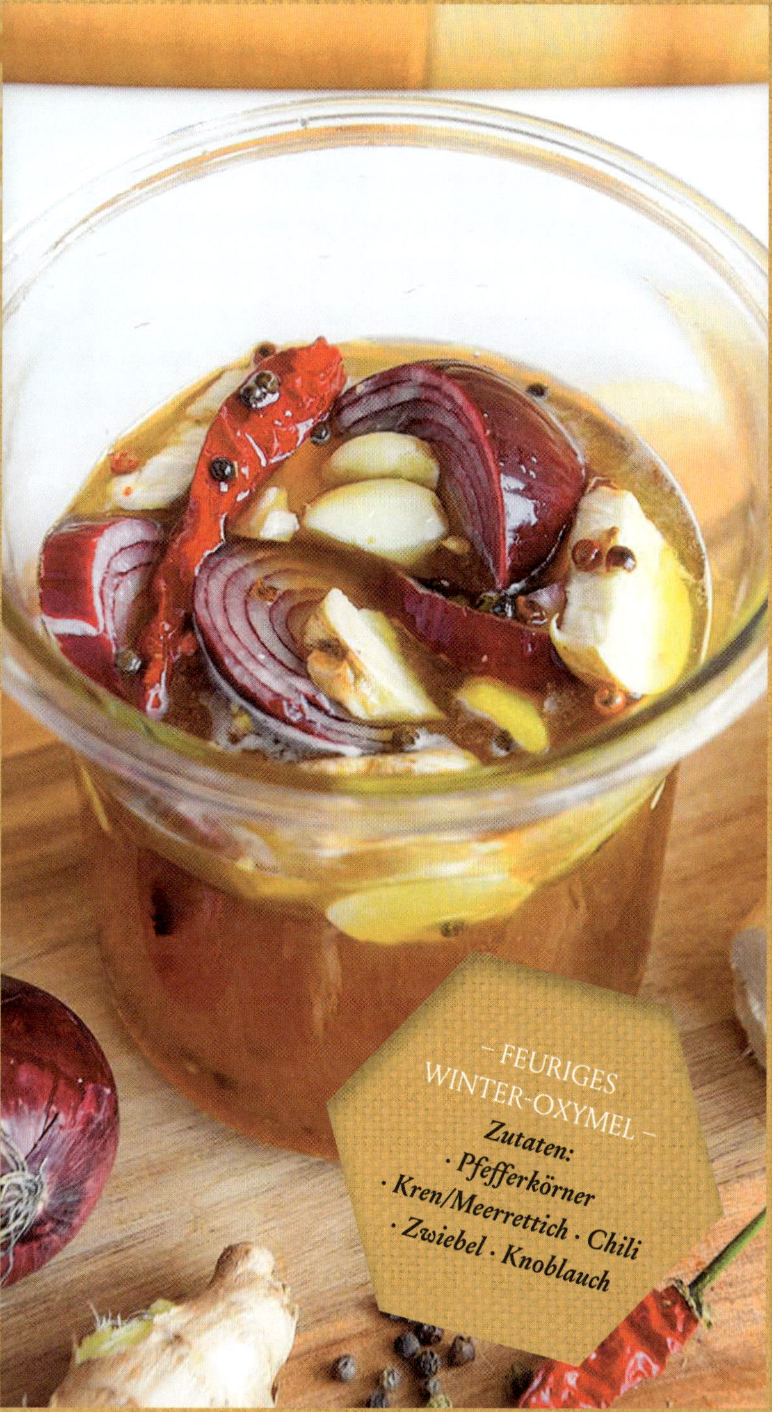
– FEURIGES
WINTER-OXYMEL –
Zutaten:
· Pfefferkörner
· Kren/Meerrettich · Chili
· Zwiebel · Knoblauch

MASSAGESAHNE MIT LAVENDEL

—

Honig zieht bei einer Massage schnell in die Haut ein und liefert Entspannung. In meiner Körpersahne, die wir mit Sheabutter zubereiten, verbindet sich dieser Effekt zudem mit der muskelentspannenden und beruhigenden Wirkung des Lavendels.

Zutaten:
· 60 ml Mandelöl
· 4 EL Lavendelblüten
· 2 TL Honig
· 100 g Sheabutter
· 6 Tropfen 100 % naturreines ätherisches Lavendelöl fein

Mandelöl und Lavendelblüten kommen in einen kleinen Topf und werden auf niedrigster Stufe für 2 Stunden ausgezogen. Danach die Blüten abseihen und das Lavendelöl in ein Glasgefäß füllen. Im Wasserbad wird das Öl nun mit dem Honig erwärmt, bis sich dieser auflöst. Hier sollte das Öl-Honig-Gemisch nicht über 40 Grad erhitzt werden. Wenn alles vermengt ist, wird die Sheabutter untergerührt, bis diese weich ist. Jetzt kommt das Ganze in den Kühlschrank und darf erkalten. Der letzte Schritt zur Massagesahne ist der Handmixer. Damit wird die noch feste Menge wie normale Sahne aufgeschlagen und das ätherische Öl wird untergemischt. Jetzt ist die Sahne bereit, in ein sauberes Glas abgefüllt zu werden.

Bei der Massage die Sahne sanft einmassieren. Für den Rücken benötigt man ca. 1 EL der Massagesahne.

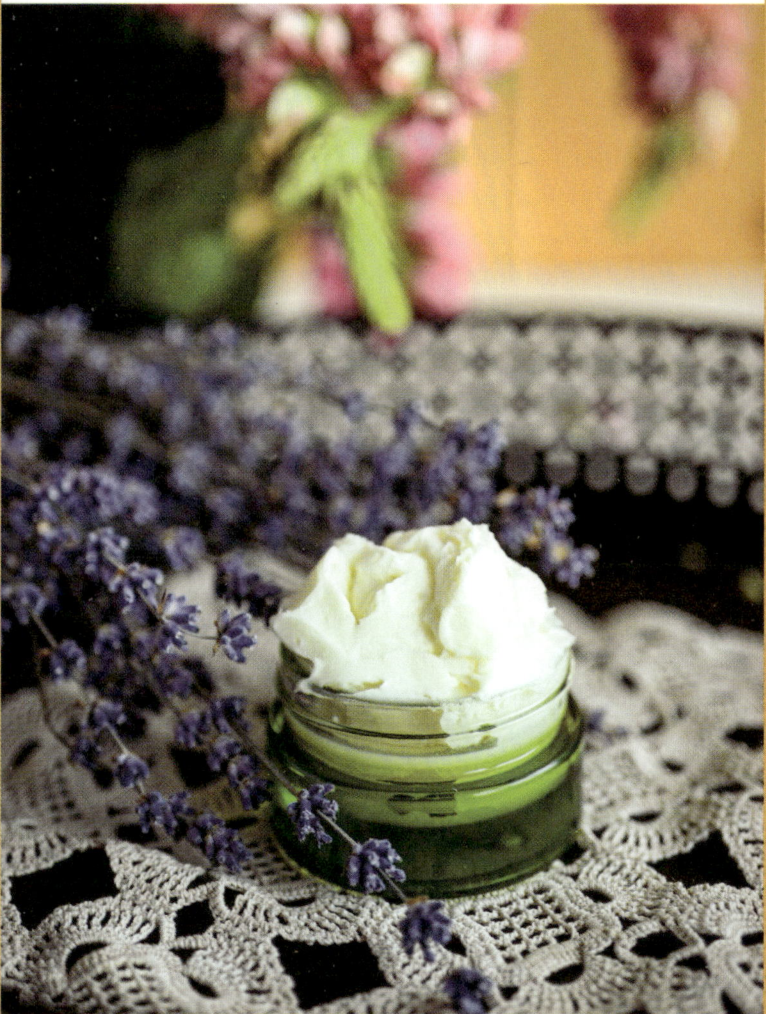

Anwendungen mit Bienenwachs

Keine Salbe ohne Bienenwachs. Ich kann mich nicht erinnern, dass ich jemals eine Salbe ohne diesen Konsistenzgeber gemischt habe. Und ich verwende dieses vielfältige Bienenprodukt nicht nur, um für Festigkeit zu sorgen. Nein, Bienenwachs ist auch ein Heilmittel. Sollten Sie mal in den Genuss kommen, den Honig direkt an einer Bienenwabe zu bekommen – manchmal gibt es das schon zu kaufen –, dann kauen Sie auf dem Bienenwachs. Es ist reich an Vitamin A, hilft gegen Zahnstein, wirkt antibiotisch und wer Wachs schluckt, reinigt sogar seinen Darm. Und das vielfältige Material der Bienen wird auch immer beliebter, ob als Bienenwachswickel für eine nachhaltige Verpackung, Ohrenkerzen oder auch als Bienenwachsauflagen für die Brust bei Erkältungen. Gerade letzteres hilft, da Wachs isoliert und Wärme leitet. Klar, wenn Bienen ihre Brut hier aufziehen, dann kann es nur gut sein. Der Körper erwärmt sich mit einem Wachswickel Schritt für Schritt und da dies ein ähnlicher Prozess ist, wie wenn man fiebert, wird unser Immunsystem dadurch bei seiner Arbeit unterstützt. Bienenwachs hat aber auch für unsere Haut einen sehr hohen pflegenden Faktor. Es macht sie weich und geschmeidig und dazu wirkt es auch noch antibakteriell. Mit meinen Bienenwachs-Rezepten möchte ich Ihnen zeigen, wie vielfältig einsetzbar dieses High-Tech-Material der Bienen für unsere Gesundheit ist.

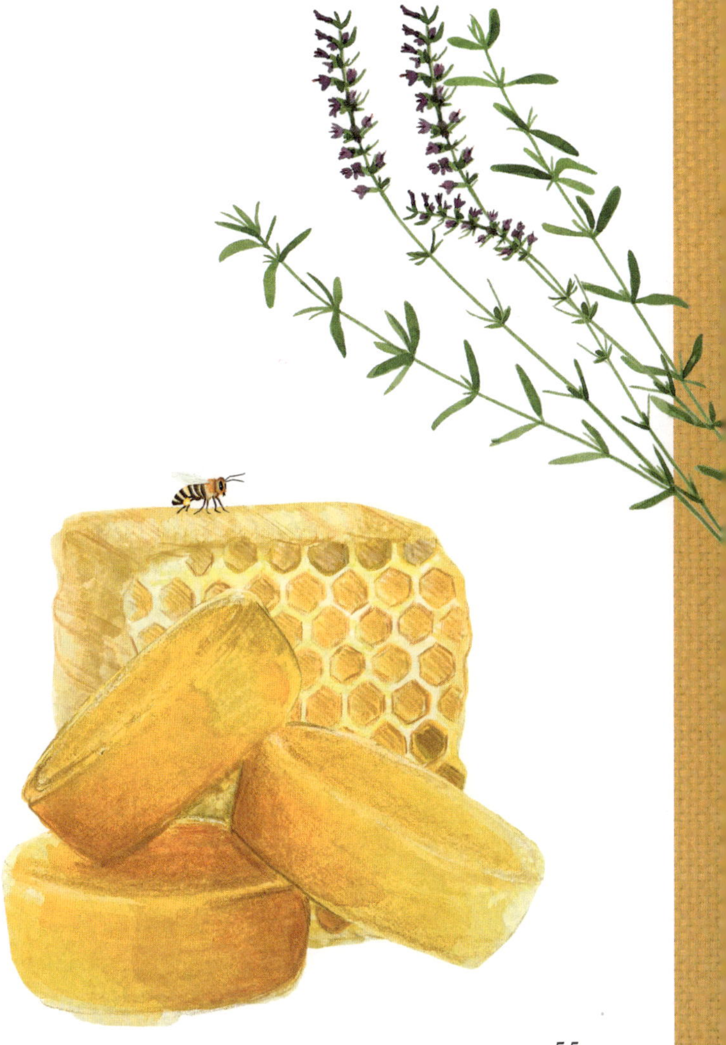

FESTE NAGELPFLEGE

Nägel können splissen, leicht brechen oder nicht fest genug wachsen. Diese Nagelmischung unterstützt und pflegt die Haut unter den Nägeln und sorgt dafür, dass diese nach der regelmäßigen Pflege gesund und stark wachsen. Dafür sollte während der Anwendung auch auf Nagellack verzichtet werden. Beim angegebenen Bittermandelöl handelt es sich nicht um das ätherische Öl, sondern um ein Pflanzenpflegeöl, das zu 100 % naturrein sein sollte und auch gerne für die Haut- und Haarpflege verwendet wird. Ackerschachtelhalm als gepressten Pflanzensaft erhält man im Drogeriehandel, er sorgt für genügend Kieselsäure, die die Nägel stärkt. Die Zitrone hilft, dass die Inhaltsstoffe gut von Nagel und Haut aufgenommen werden.

Zutaten:

· 18 g Bittermandelöl
· 14 g Zitronensaft, frisch gepresst
· 16 g Presssaft vom Ackerschachtelhalm
· 5 g Bienenwachs · 24 g Lanolin

Alle Zutaten werden in ein Glasgefäß, etwa einen Glasmessbecher, gefüllt und kommen in einen mit Wasser gefüllten Topf. Im Wasserbad wird hier bei mittlerer Temperatur das Wasser erwärmt wodurch die festen Zutaten (Lanolin und Bienenwachs) im Glas schmelzen.

Wenn alles zu einer Flüssigkeit geschmolzen ist, füllen Sie die Mischung in eine Silikonform (z. B. für Eiswürfel). Nun im Kühlschrank aushärten lassen. Danach ist die Nagelpflege fertig, um verwendet zu werden.

Die Pflege auf Nagel und Nagelbett geben und einwirken lassen. Nach 1–2 Wochen regelmäßiger Anwendung kann bereits eine Verbesserung festgestellt werden.

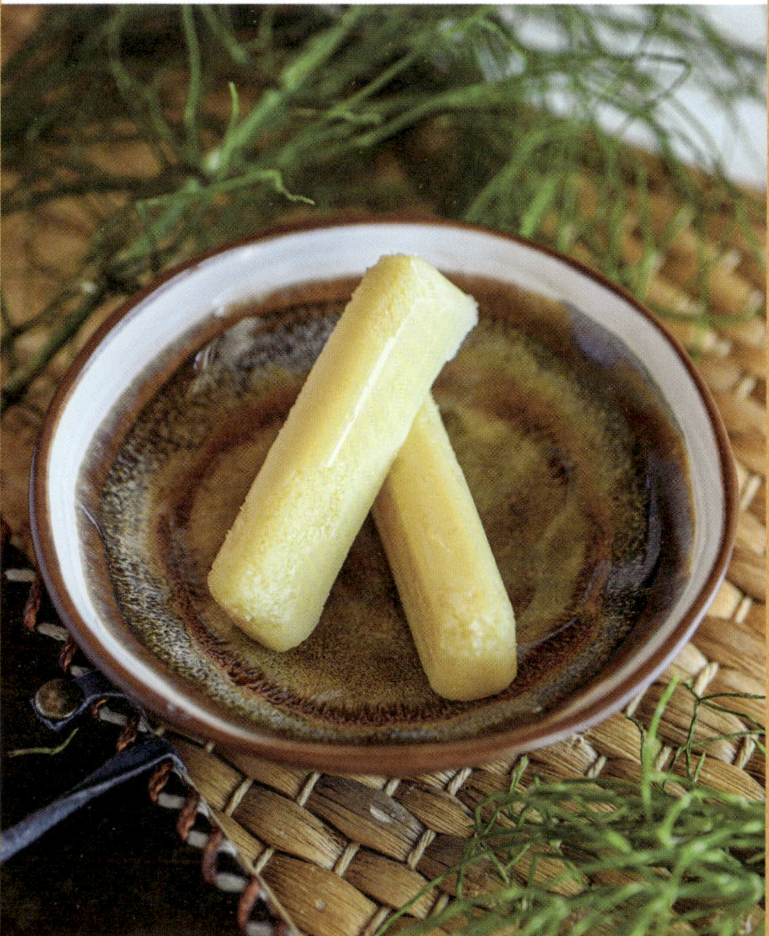

FESTE BARTPFLEGE

—

Ein schön gewachsener Bart braucht Pflege, um stark und gesund weiterwachsen zu können. Die Zutaten in dieser festen Bartpflege sorgen dafür, dass die Barthaare in Form bleiben und mit pflegendem Bienenwachs und Lavendelwasser versorgt werden. Die Kraft des ätherischen Kiefernöls zeigt sich sowohl im Wuchs als auch im angenehmen Duft. Für das Lavendelwasser kann entweder ein Hydrolat gekauft oder ein starker Lavendeltee mit 4 EL Lavendel und 200 ml heißem Wasser zubereitet werden.

Zutaten:
· 2 EL Bienenwachs · 4 EL Olivenöl
· 3 gestrichene EL Lanolin · 2–3 Tropfen Lavendelwasser
· 1 Tropfen Zitronensaft · 2–3 Tropfen ätherisches Kiefernöl (100 % naturrein)

Zunächst wird das Bienenwachs in Olivenöl im Wasserbad geschmolzen. Wenn es sich aufgelöst hat, kommt die Fettbasis aus dem Wasserbad und die restlichen Zutaten werden untergemischt. Jetzt eine Silikonform mit der flüssigen Mischung befüllen und aushärten lassen. Danach ist die feste Bartpflege fertig, um verwendet zu werden.

Die Bartpflege in der Hand anwärmen und dann auf den Bart auftragen.

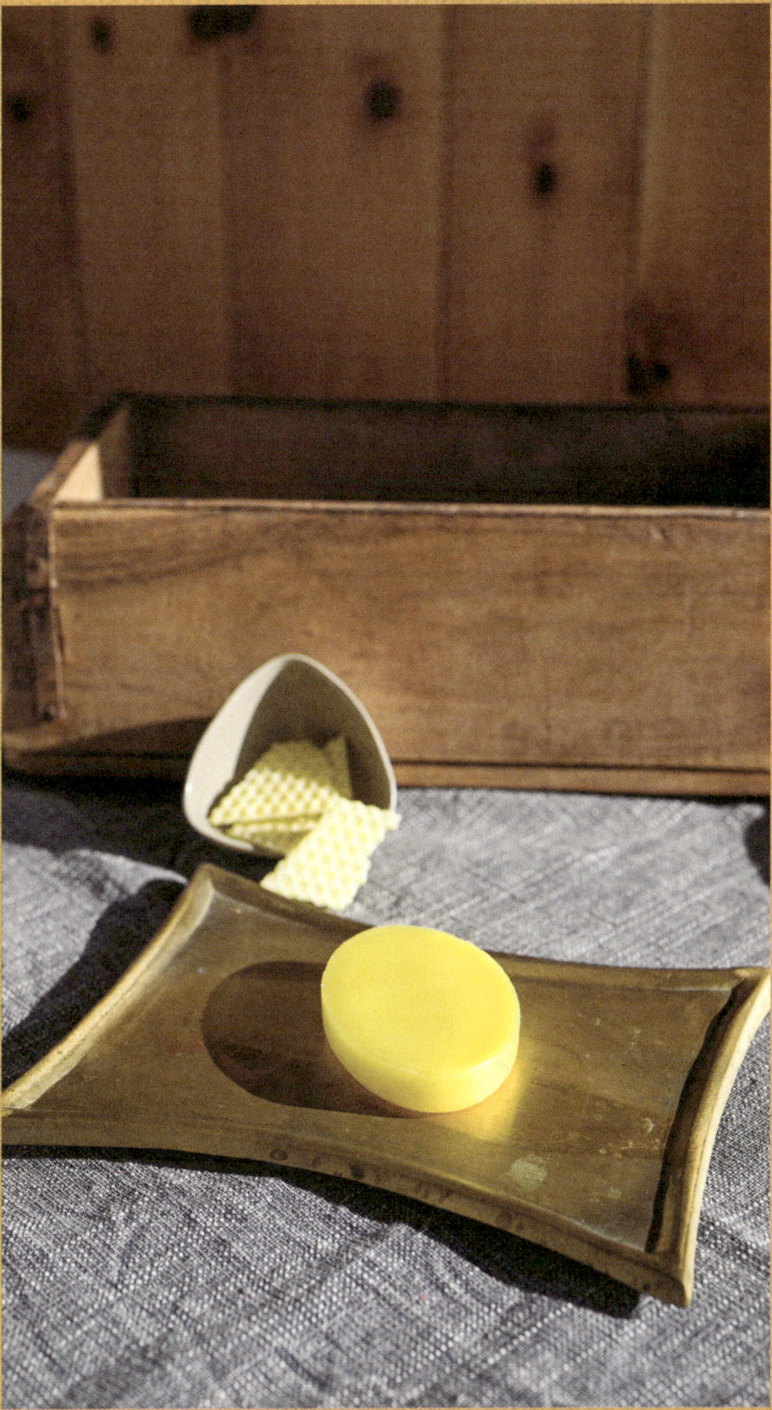

BASISREZEPT SALBE

—

Bienenwachs ist einer der besten und beliebtesten Konsistenzgeber, wenn es darum geht, Salben zu rühren, denn das darin enthaltene flüssige Öl muss schließlich fest werden. Das schafft man mit dem Wachs der Bienen. Egal, ob ein reines Pflanzen- oder Kräuteröl zur Salbe gemischt werden soll, mit diesem Basisrezept wissen Sie immer, wie Sie eine Salbe herstellen.

Eine Grundregel lautet, dass Sie für 100 ml Öl 10 Gramm Bienenwachs benötigen, um eine angenehme Festigkeit für eine Salbe zu erreichen. Hier können Sie aber ein wenig justieren. Möchten Sie für eine Lippenpflege eine etwas weichere Konsistenz, geben Sie weniger Bienenwachs dazu, (ca. 6 Gramm) oder geben Sie mehr dazu, wenn Sie eine festere Salbe erhalten möchten.

Zutaten:

· ca. 100 ml Öl · ca. 10 g Bienenwachs

Das Öl, das Sie zur Salbe umwandeln möchten, wird im Wasserbad mit dem Bienenwachs erwärmt. Nach wenigen Augenblicken löst sich das Wachs auf, wird flüssig und dann ist es auch schon fertig, um in Salbentiegel abgefüllt zu werden. Sie werden sehen, dass die Masse im Tiegel in ein paar Minuten fest wird. Schon kann die Salbenbasis verwendet werden.

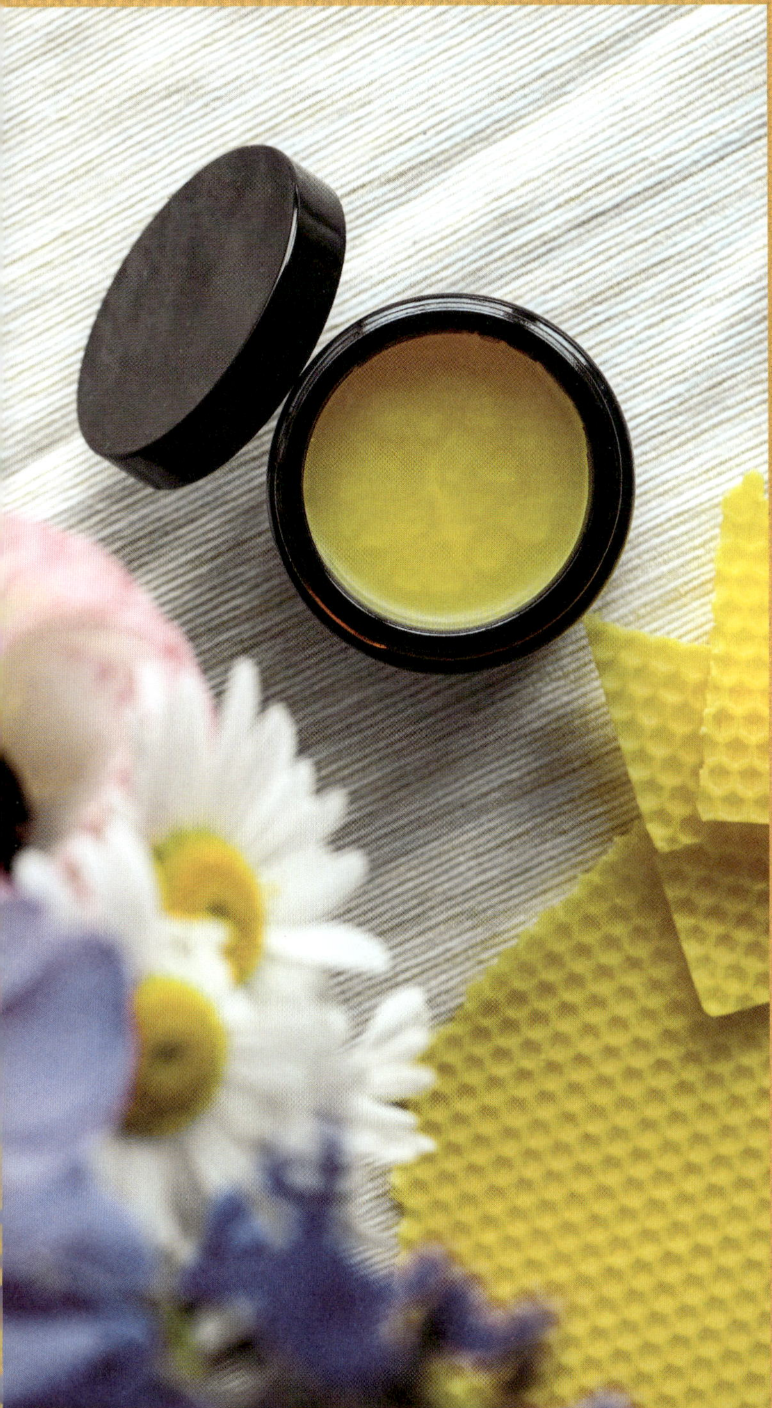

ERKÄLTUNGS-BALSAM

—

Gesund werden im Schlaf. Viele kennen einen Erkältungsbalsam, der auf die Brust aufgetragen wird. In meinem findet sich ein altbewährtes Erkältungsmittel: das wertvolle Baumharz der Fichte. Seine Wirkstoffe dienen als Allroundhilfsmittel bei Erkältungen, denn über die Nase nehmen wir das ätherische Öl auf. Das Bio-Bienenwachs soll sich wie ein Bienenwachswickel über die Brust legen und die Genesung unterstützen. Die Basis der Salbe bildet Wacholder-Ringelblumenöl.

Wer das Harz nicht selbst sammeln kann, findet es im Handel unter dem Namen »Burgunderharz«. Es kann aber auch das Harz anderer Nadelbäume verwendet werden.

Zutaten:

· 10 Wacholderbeeren

· 2 EL getrocknete Ringelblumen

· 20 g Fichtenharz

· 100 ml Olivenöl

· 10 g Bienenwachs

In einem Topf werden die zerstoßenen Wacholderbeeren, die Ringelblumen und das Harz im Olivenöl für ca. 2 Stunden auf niedrigster Stufe ausgezogen. Danach alles abseihen und die Harz-Öl-Mischung in ein Glasgefäß geben. Im Wasserbad kommt nun das Bienenwachs zu dieser Mischung. Ist alles geschmolzen, wird der Balsam in saubere Cremetiegel gefüllt.

Der Brustbalsam wird vor dem Schlafengehen aufgetragen und es empfiehlt sich, ein angewärmtes Tuch darüber zu legen.

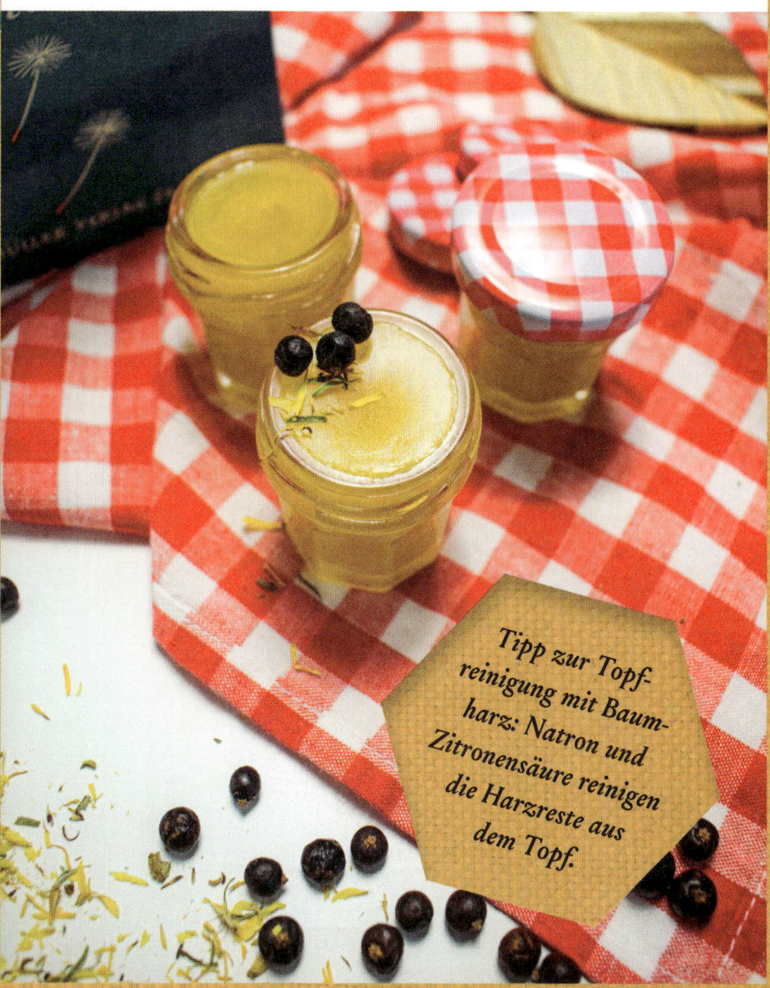

Tipp zur Topfreinigung mit Baumharz: Natron und Zitronensäure reinigen die Harzreste aus dem Topf.

BIENENWACHSWICKEL MIT THYMIAN

—

Egal, ob bellender Husten, Schleimhusten, Reizhusten oder eine beginnende Erkältung – ein warmer Helfer auf der Brust ist eine altbewährte Methode, um Linderung und Entspannung zu bringen. Warme Auflagen sorgen für eine gute Durchblutung im Brustbereich und das tut großen und kleinen Patienten richtig gut. Eine Kombination aus Bienenwachs und Thymianöl unterstützt vor allem auch bei entzündlichen Erkrankungen.

Zutaten für das Thymianöl:
· 50 ml Bio-Olivenöl
· 2–4 Zweige frischer Thymian oder
2 EL getrockneter Thymian

In einem Topf wird das Olivenöl auf niedrigster Stufe mit dem Thymian erwärmt. Auf kleiner Hitze sollte der Ansatz 1–2 Stunden ausziehen. Danach alles abseihen und in ein sauberes Glas füllen.

Zutaten für den Bienenwachswickel:
· 4–8 ml fertiges Thymianöl
· 60 g Bienenwachs
· Baumwollstück ca. 10 x 12 cm

Zunächst wird das Thymianöl in einem Wasserbad erwärmt und das Bienenwachs darin geschmolzen. Ist alles flüssig, wird das Baumwolltuch komplett eingetaucht. Dieser Vorgang wird zwei- bis dreimal wiederholt. Dann wird der fertige Wickel zum Trocknen auf ein Backpapier gelegt und ist nach wenigen Augenblicken fest. Vor der Anwendung wird der Wickel angewärmt, entweder zwischen zwei Wärmflaschen oder auch mit warmen Händen. Danach den Wickel auf die Brust legen und darüber ein Tuch oder die Wärmflasche legen.

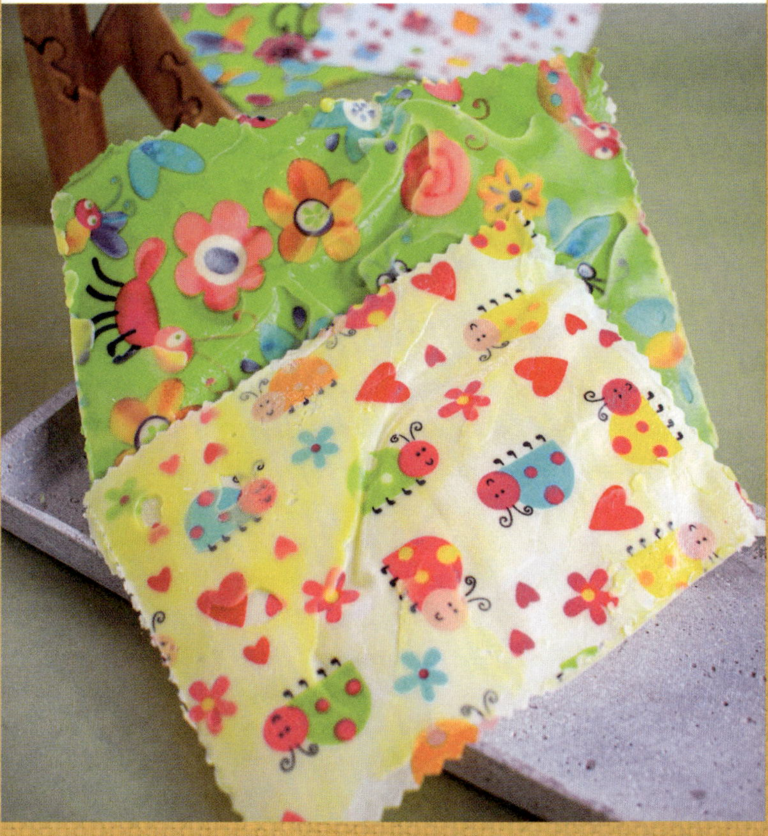

WACHS-ANIS-TEE GEGEN EINEN NERVÖSEN MAGEN

—

Bienenwachs kann nicht nur gekaut, sondern auch geschluckt werden. Im Magen- und Darm-Bereich entfaltet es so seine Wirkung. Hier sollte darauf geachtet werden, nur 100 % Bio-Bienenwachs zu verwenden.

Dieser Tee kann bei den verschiedensten Beschwerden getrunken werden. Er hilft bei Verstopfung genauso wie bei Durchfall, Blähungen oder auch bei der Stärkung eines durch psychische Beschwerden belasteten Magen-Darm-Traktes.

Zutaten:
· 1 EL Bio-Bienenwachs
· 250 ml heißes Wasser · 1 EL Honig
· ½ TL Anissamen

Das Bienenwachs kommt in eine Teetasse und wird langsam mit 100 Grad heißem Wasser aufgegossen, damit es sich auflöst. Nach ca. 3 Minuten sollte das Wasser auf 80 Grad runtergekühlt sein, nun kommen die angestoßenen Anissamen dazu. Nach weiteren 10 Minuten sollte das Wasser nicht mehr als 40 Grad haben. Abschließend kann jetzt der Honig hinzugegeben werden.

Den Tee bei Beschwerden löffelweise einnehmen. Die Teetasse bleibt im Kühlschrank und alle 4 Stunden wird je nach Gewicht 1 TL geschluckt. Eine Frau mit ca. 60 Kilo sollte 4-mal täglich 1 TL zu sich nehmen.

Bei Entzündungen im Darm sollte dieser Tee nicht eingenommen werden.

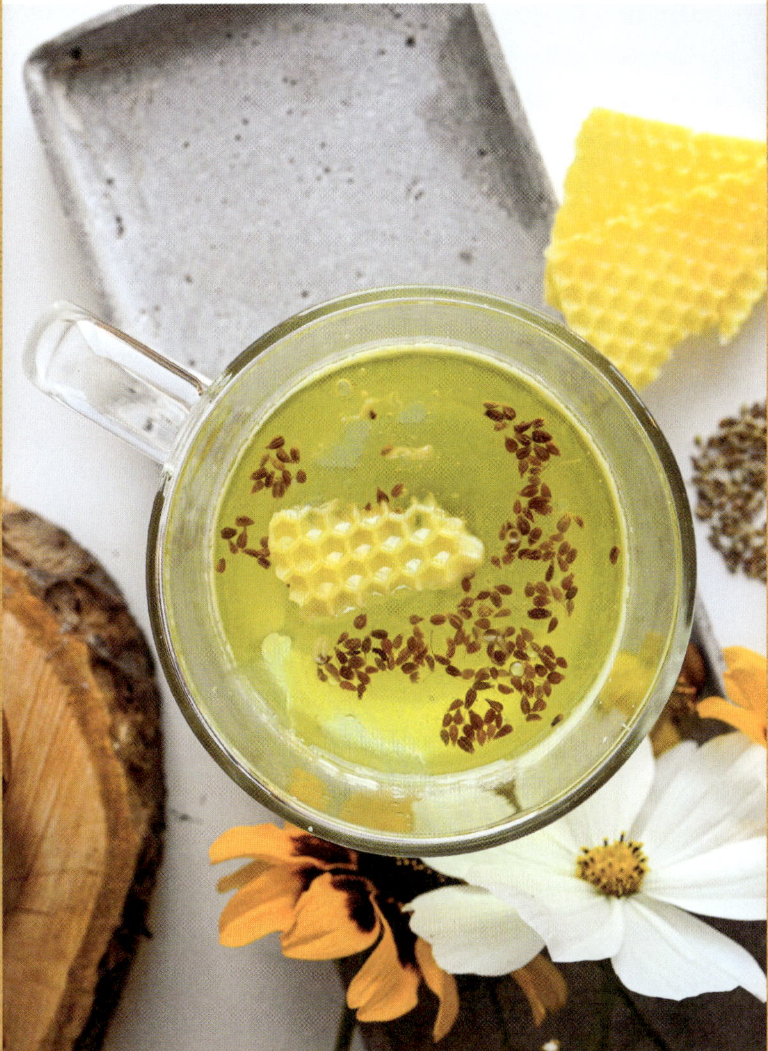

Anwendungen mit Propolis

Stellen Sie sich vor, Sie leben auf engstem Raum, Schulter an Schulter mit anderen Menschen. Dabei hat es um die 36 Grad und es ist feucht. Nicht lange und es würden sich Seuchen ausbreiten, denn Bakterien, Pilze und Viren hätten hier leichtes Spiel. Nicht so im Bienenstock. Mit pflanzlicher Hilfe erschaffen die Bienen Propolis – ein wahres Wundermittel auch für uns Menschen. Bienen sammeln das flüssige Gold der Bäume, meist von Knospen, und vermischen es im Bienenstock mit Wachs und Sekreten, die sie selbst produzieren – fertig ist das natürliche Antibiotikum aus dem Bienenstock.

In einer Propolis-Tinktur können durch den Alkohol die meisten Bestandteile der Propolis für uns verfügbar gemacht werden. Verwendet wird Propolis in der Naturheilkunde seit Jahrtausenden und sie wird auch heute noch gerne als natürliches Antibiotikum eingesetzt, das Viren und Bakterien den Kampf ansagt, ohne dabei die Darmflora anzugreifen, wie wir es von konventionellen Antibiotika kennen.

Auch bei ersten Anzeichen von Erkältungssymptomen können ein paar Tropfen dafür sorgen, dass Erkältungskeime sich nicht ausbreiten. In einer Salbe verarbeitet, hilft Propolis dabei, dass die Wunde schnell und gut verheilt und keine Viren, Bakterien und Pilze eindringen. Sie hat eine antioxidative Wirkung, fängt freie Radikale ein und hilft unserem Immunsystem bei seiner Arbeit.

Propolis-Tinktur wird gerne pur eingenommen. Dabei sollten Sie aber mit 1–2 Tropfen anfangen, um zu testen, ob Sie diese gut vertragen. Als Faustregel gilt, pro Kilo Körpergewicht ein Tropfen und das Ganze auf 3-mal am Tag verteilt. Eine Frau mit 60 Kilo nimmt also dreimal täglich 20 Tropfen ein, idealerweise auch mit Honig vermischt.

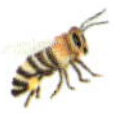

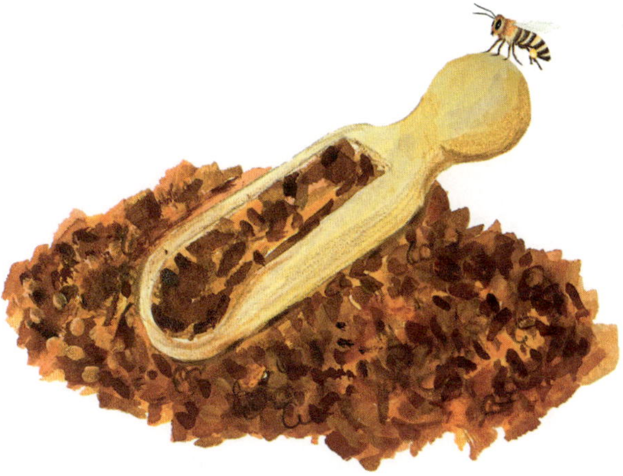

PROPOLIS-KAMILLEN-WUNDHEILSALBE

—

Bereits in antiken Schriften ist zu finden, dass die Propolissalbe bei schlecht heilenden Wunden eingesetzt wurde. Aber auch bei kleineren Hautirritationen wie Pickeln, Sonnenbrand, als Unterstützer bei Lippenherpes, gegen Warzen oder einfach, wenn trockene Hautstellen eine gute Pflege benötigen, kann diese Wundheilsalbe aufgetragen werden.

Zutaten:
· 1 EL getrocknete Kamillenblüten
· 50 ml Olivenöl
· 6 g Honig · 3 g Bienenwachs
· 30 Tropfen Propolis-Tinktur

Zuerst werden in einem Topf die Kamillenblüten im Olivenöl für 2 Stunden auf niedrigster Temperatur ausgezogen. Danach wird alles abgeseiht. Anschließend wird das Kamillenöl in einen Glasbehälter gegeben und das Bienenwachs darin im Wasserbad geschmolzen. Nach wenigen Minuten des Rührens schmilzt das Bienenwachs und verbindet sich mit dem Öl. Jetzt wird die Mischung aus dem Topf genommen, Honig und Propolis-Tropfen werden untergemischt. Wenn alles schön miteinander vermengt ist, kommt die noch flüssige Salbe in Tiegel und wird dort bereits nach wenigen Minuten fest.

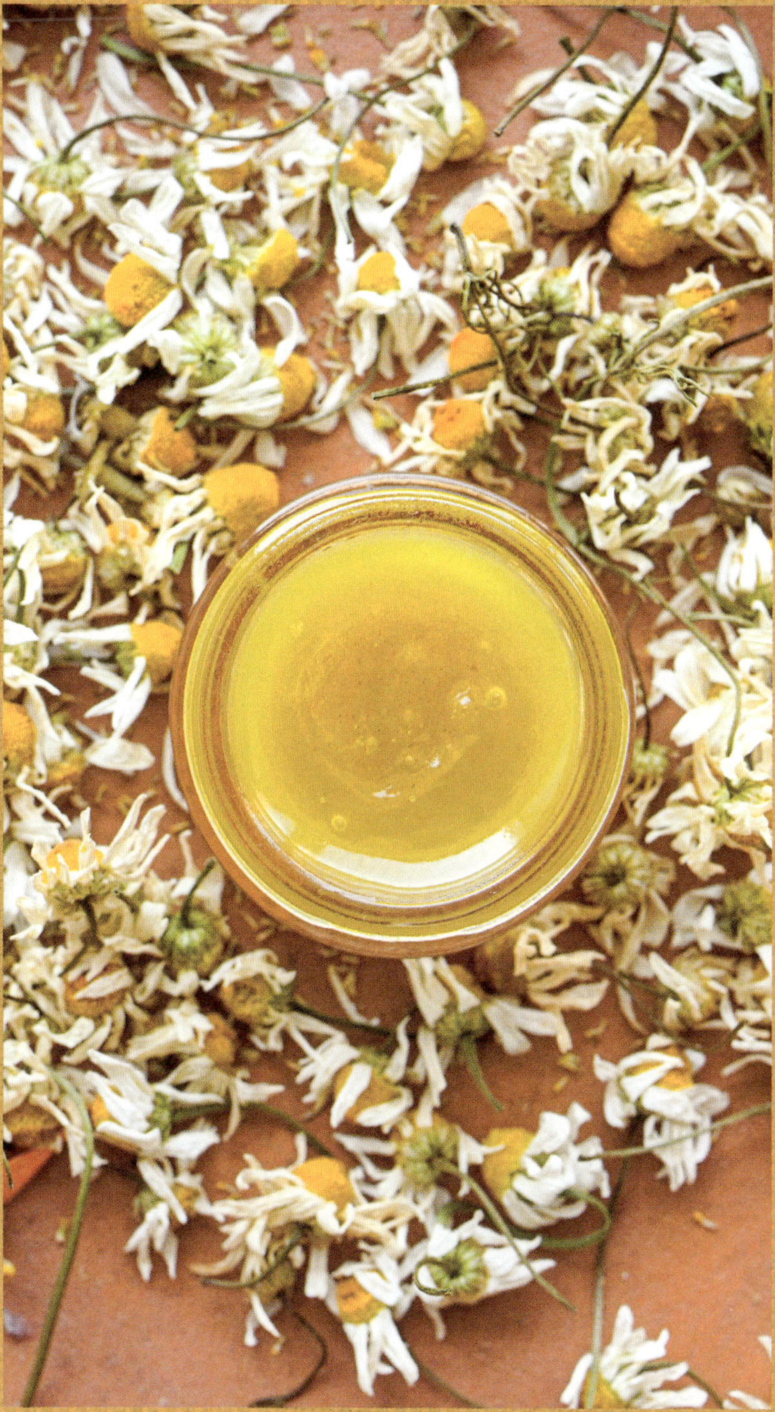

LIPPENHERPES-BALSAM MIT MELISSE UND PROPOLIS

—

Das Nummer-1-Heilkraut bei Lippenherpes ist die Melisse. Wissenschaftlich bestätigt, zeigt die Heilpflanze eine antivirale Wirkung. Im folgenden Rezept wird das ätherische Öl der Melisse verwendet. Dieses ist hochpreisiger, weil man für 1 Liter ätherisches Öl 10 Tonnen Melisse benötigt. Da es aber so ergiebig ist, braucht man nur 1–2 Tropfen von einem 100 % naturreinen ätherischen Melissenöl. Wenn Sie auf das ätherische Öl verzichten möchten, können Sie vorab auch einen Ölauszug mit Melissenblättern machen und diesen verwenden. Mehr Wirkung können Sie aber von dem ätherischen Öl erwarten.

Zutaten:
· 50 ml Olivenöl
· 10 g Bienenwachs · 10 g Kakaobutter
· 10 Tropfen Propolis-Tinktur
· 20 g Honig
· 1–2 Tropfen ätherisches Melissenöl 10 %

Das Olivenöl wird im Wasserbad mit dem Bienenwachs und der Kakaobutter erwärmt. Ist alles geschmolzen, kommt das Gefäß aus dem Wasserbad und die restlichen Zutaten werden untergemischt. Im noch flüssigen Zustand wird alles in leere Lippenstifthülsen oder kleine Tiegel gefüllt.

Den Balsam bei einer Fieberblase immer wieder auftragen. Bitte nicht mehr als 1–2 Tropfen des ätherischen Öls verwenden, da die Konzentration sehr hoch ist.

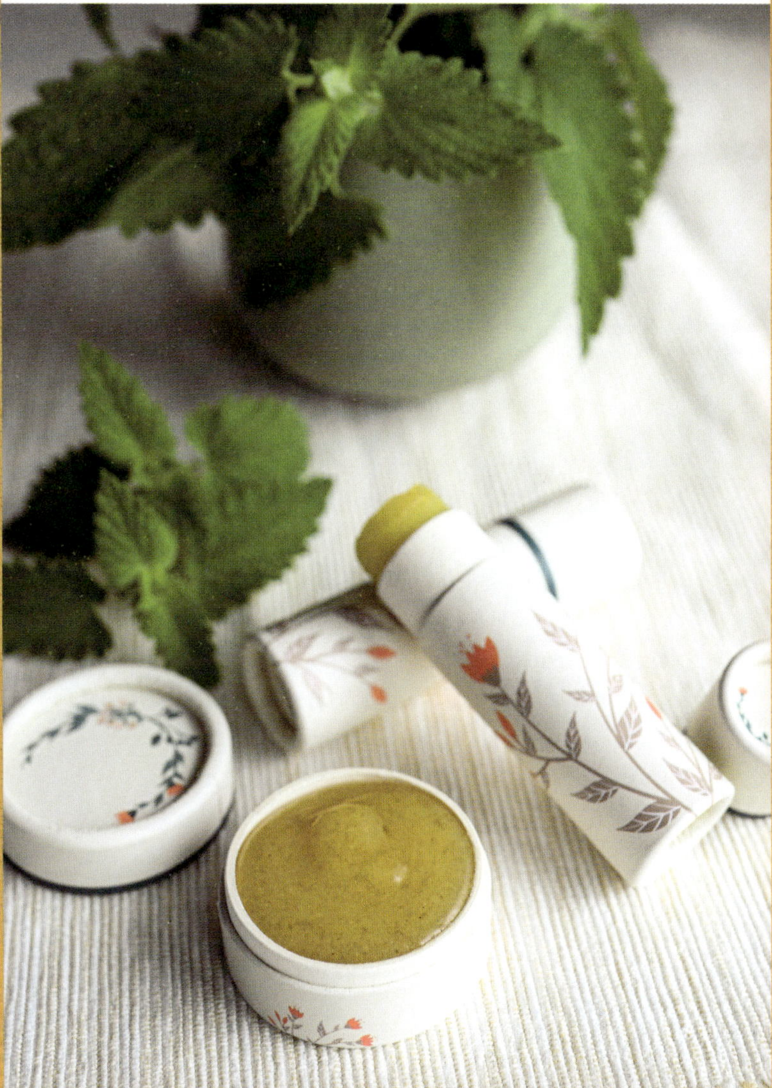

NARBENBALSAM MIT JOHANNISKRAUT

—

Das Johanniskraut ist in der Naturheilkunde durch sein Rotöl bekannt, das sich durch den roten Inhaltsstoff Hypericin einfärbt. Besonders bei Narben kann dieses Rotöl der Haut Unterstützung geben, weshalb es als Basis für diesen Narbenbalsam dient.

Zutaten für das Rotöl:
· frisches Johanniskraut
(Blüten, Blätter, Knospen)
· Olivenöl

Ein Glas (egal, wie groß) bis zur Hälfte mit dem zerkleinerten Kraut füllen. Dann das Glas bis zum Rand mit dem Olivenöl auffüllen und 2 Tage offen stehen lassen, damit die Restfeuchtigkeit der frischen Pflanzen verdampfen kann und es zu keiner Schimmelbildung kommt. Danach das Glas verschließen und in der Sonne mindestens 4 bis 6 Wochen ausziehen lassen. Wenn es sich rot gefärbt hat, das Öl abseihen, nun ist dieses fertig, um verwendet zu werden.

Zutaten für den Narbenbalsam:
· 50 ml Rotöl · 8 g Bienenwachs
· 10 Tropfen Propolis-Tinktur
· 4 Tropfen ätherisches Lavendelöl fein

Im Wasserbad wird das Bienenwachs im Rotöl geschmolzen. Danach aus dem Topf nehmen und die Propolis-Tropfen sowie das ätherische Lavendelöl untermischen. Jetzt in einen Salbentiegel füllen und aushärten lassen.

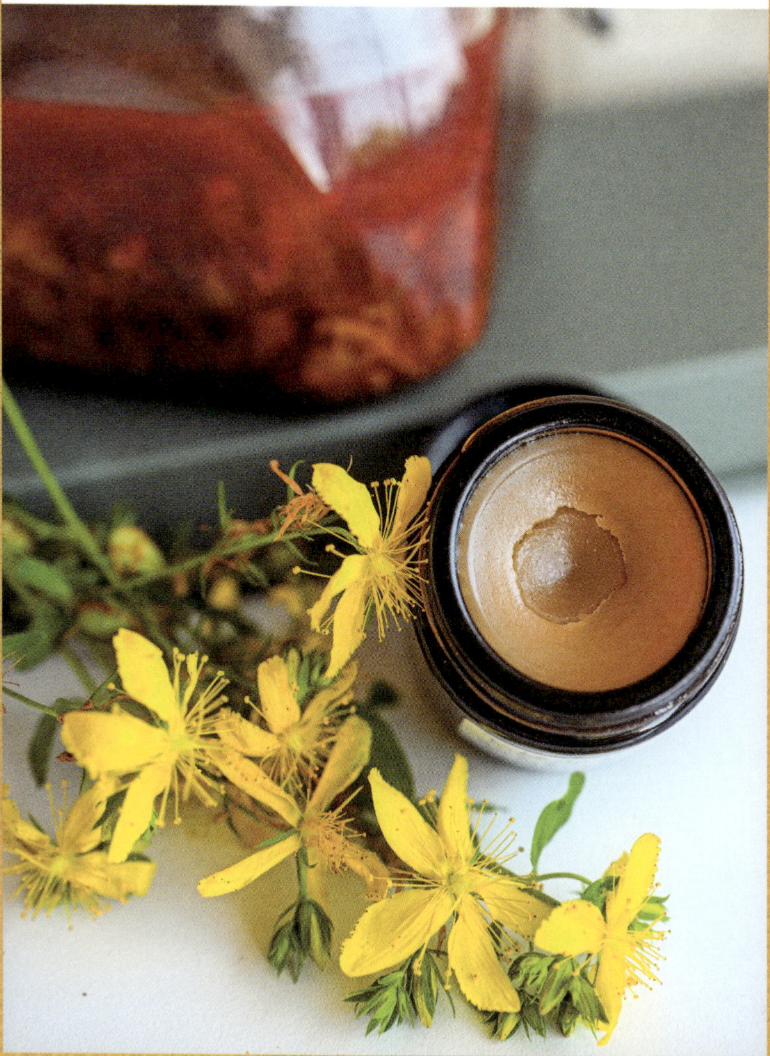

Rezepte mit Pollen

Haben Sie schon mal Bienen beobachtet, wenn sie an ihren kleinen behaarten Beinchen gelbe Päckchen tragen? Dabei handelt es sich um Blütenstaub, der an den Bienen haften bleibt. Damit tragen die Bienen einen wesentlichen Teil zur Befruchtung vieler Pflanzen bei. Während ihres Flugs reichern die Pollensammlerinnen diese mit Nektar und Speichel an. Man spricht hier von »Pollenhöschen«. Für uns Menschen sind diese Pollen wahre Kraftpakete, ähnlich wie Nahrungsergänzungsmittel, die voller Power stecken. Neben Spurenelementen, Kohlenhydraten und Mineralstoffen sind hier auch hochwertige Proteine enthalten.

Für die Bienen ist eine große Blütenvielfalt gleichzusetzen mit einer großen Pollenvielfalt. Im Bienenstock wird dann Honig dazu gemischt und fermentiert. Man spricht dann von »Bienenbrot«.

Pollen wirken sich auf vielfältige Art und Weise positiv auf unsere Gesundheit aus. Durch sie wird die Leberfunktion verbessert, die Powerpakete können aber ebenso bei Wechselbeschwerden unterstützen und auch bei Prostataerkrankungen wurde bereits in mehreren Versuchen gezeigt, dass durch sie eine Besserung eintreten kann.

Vor allem sind Pollen ein Energiekick aus der Natur. Nach langer Krankheit, bei Energielosigkeit oder wenn man einfach viel Kraft für den Alltag benötigt, sind Pollen DER Geheimtipp aus dem Bienenstock.

Pollen sind nur schwer wasserlöslich. Deswegen empfiehlt es sich, die kleinen Kügelchen zum Beispiel mit Joghurt einzunehmen. Auch Buttermilch ist eine Möglichkeit. Alles, was milchsauer ist, eignet sich dafür. Vor dem Verzehr sollten Sie 15 Minuten warten, damit die Wirkstoffe aus den Pollen gut verfügbar sind.

Achtung: Als Pollenallergiker sollte man bei der Aufnahme von Bienenpollen vorsichtig sein.

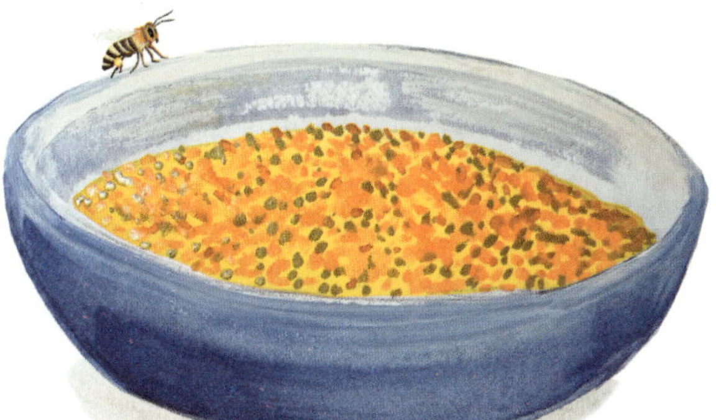

POLLEN-
ENERGIESAFT

—

Ein frisch gepresster Saft mit Pollen am Morgen ist ein gesunder Schub, um den Tag mit viel Energie zu meistern. Sollten Sie keinen Entsafter zu Hause haben, können Sie auch gekaufte Bio-Säfte verwenden.

Zutaten:
- *2 große Karotten*
- *1 großer Apfel*
- *10 Blätter frische Pfefferminze*
- *5 Gänseblümchenköpfchen*
- *½ TL Pollen*

Alle Zutaten bis auf die Pollen kommen in den Entsafter. Erst zum Schluss die Pollen einrühren und ein wenig stehen lassen, damit diese sich auflösen.

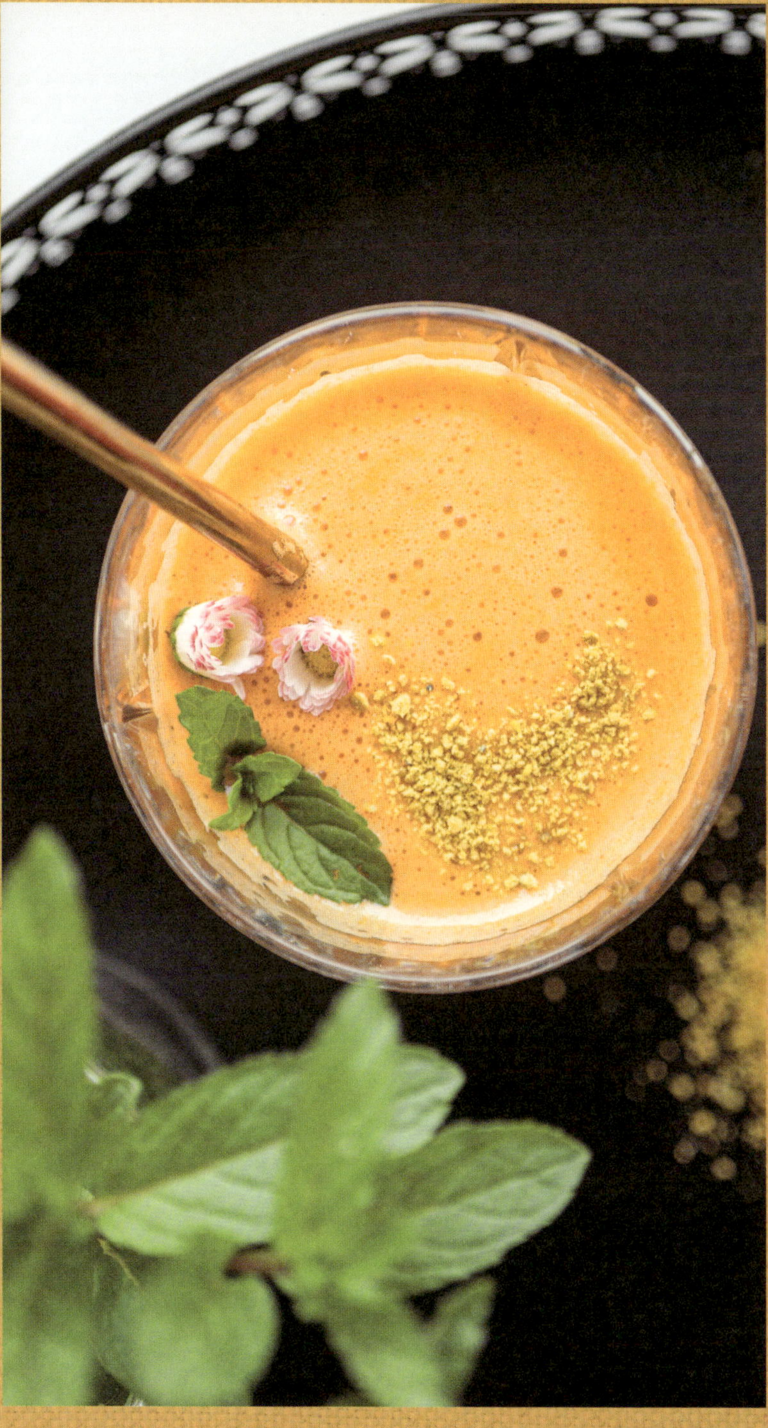

SOMMERKRÄUTER-FRÜHSTÜCKSBOWL

—

Da sich die Pollen gut als Energiekick im Frühstück unterbringen lassen, bietet sich eine Frühstücksbowl mit Sommerblüten und Joghurt an. Natürlich können Sie diese je nach Jahreszeit mit anderen Blüten aus der Natur garnieren. Die essbaren Blüten, die ich verwendet habe, sind Malve, Kornblume, Schafgarbe, Königskerze, Rose und Stiefmütterchen.

Zutaten:

· Honig zum Süßen
· 1 Becher Joghurt
· 2 EL Müslimischung
· 1 EL Pollen
· 1 Handvoll Blüten
· 1 Handvoll Beeren

Den Honig unter das Joghurt rühren und dieses dann in einer Müslischüssel mit den restlichen Zutaten garnieren.

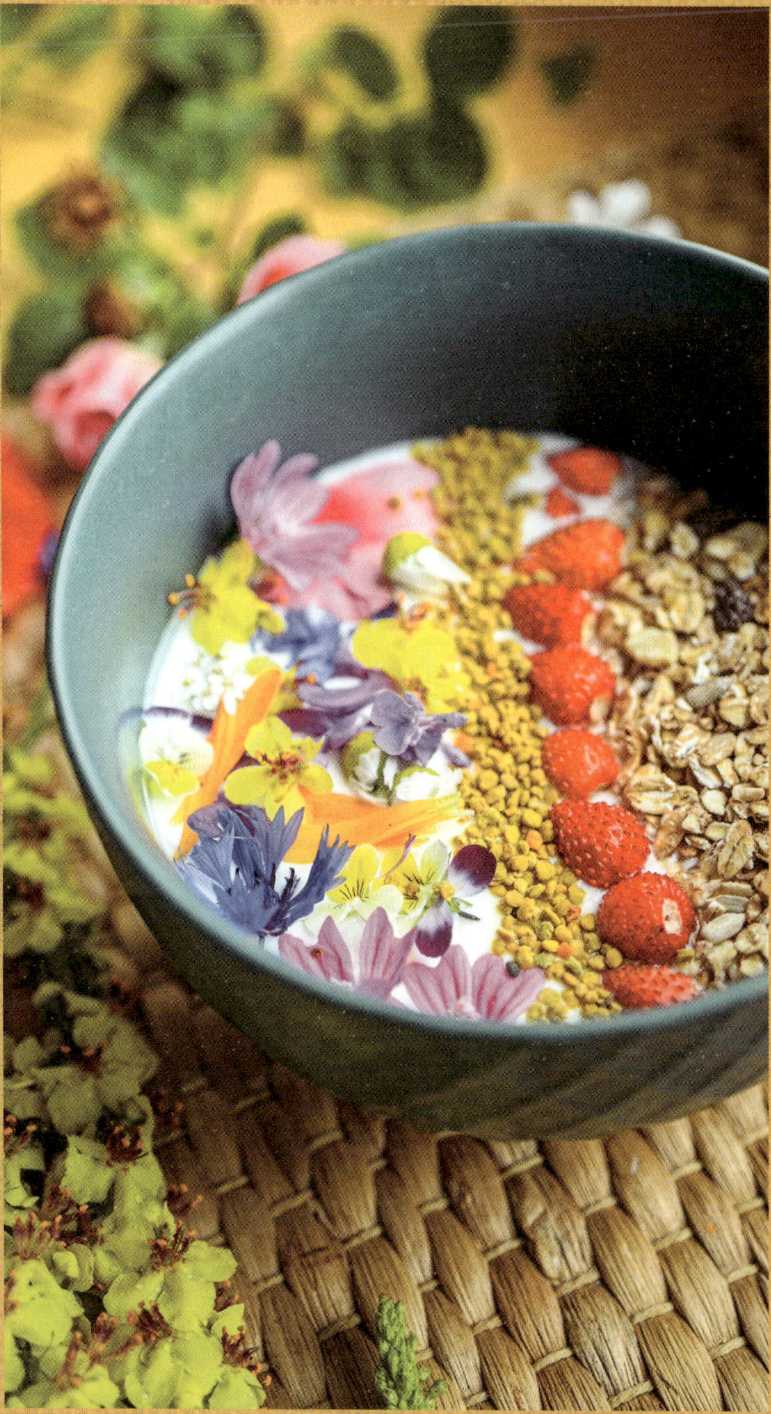

ROTKLEE-KRAFTBÄLLCHEN

—

Energiebällchen oder Müslikugeln sind in wenigen Minuten hergestellt und eine gesunde Süßigkeit, die Jung und Alt schmeckt. Die Bällchen können als Snack zwischendurch gegessen werden, passen aber auch in ein Frühstücksmüsli mit Milch oder Joghurt. Gerade bei Heißhunger lindern diese kleinen Kraftpakete das Zuckertief.

Zutaten für ungefähr 15 Kugeln:

- *2 TL Pollen*
- *5 Rotkleeköpfchen*
- *5 Datteln*
- *5 getrocknete Marillen*
- *1–2 EL Wasser*
- *50 g geriebene Haselnüsse*

Zunächst werden die Pollen zu einem feinen Pulver vermahlen. Das geht in einem Mörser sehr gut. Danach die Blüten vom Rotklee zupfen und mit den restlichen Zutaten in einer Küchenmaschine oder einem Mixer zu einer klebrigen Masse mixen. Am besten die Hände anfeuchten und je einen gehäuften Teelöffel der Masse zu Kugeln formen. Diese danach in den Pollen wälzen und auf einem Teller platzieren. Die Kugeln halten sich im Kühlschrank gut 1 Woche.

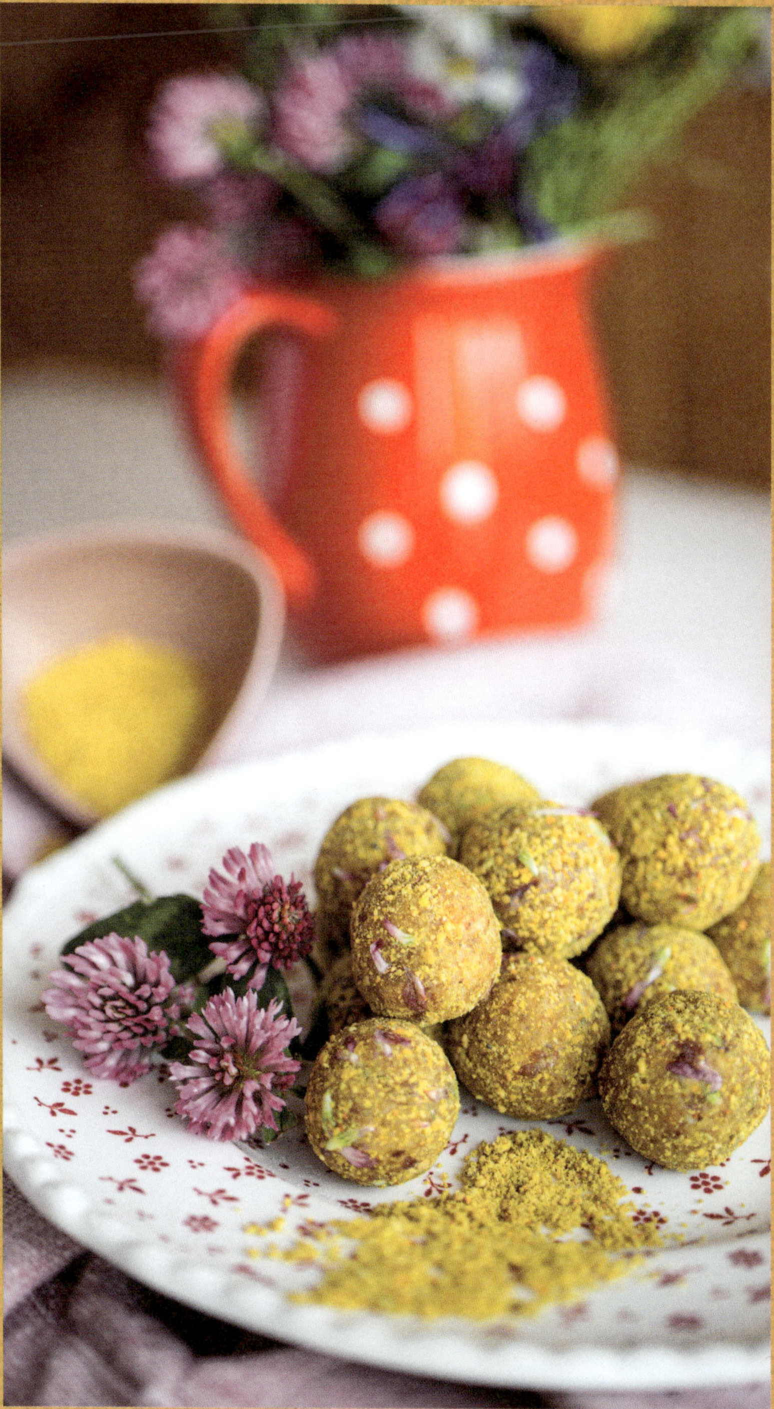

Anwendungen mit Gelée Royale

Wie der royale Name schon andeutet, handelt es sich hierbei um ein ganz besonderes Produkt, das der Bienenkönigin vorbehalten ist. Am Anfang sind alle Bienen gleich. Aber womit die entstehende Biene in ihrem Ei ernährt wird, entscheidet darüber, ob sie am Ende als Königin schlüpft. Denn nur diese eine Biene wird mit Gelée Royale gefüttert. Welche Kraft darin steckt, zeigt sich an ihrer Größe, daran, dass sie mehrere Jahre lebt, dass sie vom Frühjahr bis zum Herbst Eier legt und für den Fortbestand des Volkes verantwortlich ist.

Der Königinnenschatz aus dem Bienenstock hat auf vielen Ebenen einen überaus positiven Einfluss auf unsere Gesundheit, wie seine vielfältigen Wirkungen zeigen:

stärkt das Immunsystem · steigert die Wundheilung lindert Entzündungen der Mundschleimhaut · erhöht die Fruchtbarkeit bei Mann und Frau · hilft bei Gedächtnisbeschwerden im hohen Alter · reinigt die Augen · steigert die Tränenfunktion bei sehr trockenen Augen · wirkt positiv bei Erkrankungen im Urogenitalbereich, bei Menstruationsbeschwerden oder in den Wechseljahren, bei Herz-Kreislauf-Erkrankungen und psychischen Beschwerden, von Schlaflosigkeit bis Depression

Im Grunde kann man sagen, die Kraft aus dem Gelée Royale steigert die Vitalität und Lebenskraft von uns Menschen. Es gibt uns großes Wohlbefinden und stärkt unsere Widerstandskräfte, zum Beispiel auch bei ganz alltäglichen Dingen wie Müdigkeit oder Kopfschmerzen. Viele dieser Wirkungen sind auch schon in Studien belegt worden. In der Kosmetik hat Gelée Royale schon lange Einzug gehalten, wenn es um den Alterungsprozess der Haut geht.
Noch eine sehr wichtige Info zur Verwendung: Gelée Royale ist sehr empfindlich und sollte tiefgefroren aufbewahrt werden, wenn Sie es pur lagern.

Wenn Sie sich jetzt – wie auch ich – die Frage stellen, warum wir trotz der zahlreichen positiven gesundheitlichen Aspekte von Bienenprodukten immer noch so wenig über sie wissen, beziehungsweise, warum diese in der Schulmedizin nicht mehr genutzt werden … Bienenprodukte können nicht eins zu eins von uns Menschen reproduziert werden. Das heißt, die Zusammensetzung von Honig, Pollen und Co. schwankt je nach Pflanzen und Ort, an dem die Bienen leben. Damit lässt sich in unserer modernen und regulierten Welt keine fixe Liste an Inhaltsstoffen erstellen. Daher können auch keine konkreten Angaben auf Packungen gemacht werden, weshalb diese natürlichen Geschenke nicht als »vollwertige« Produkte betrachtet werden.

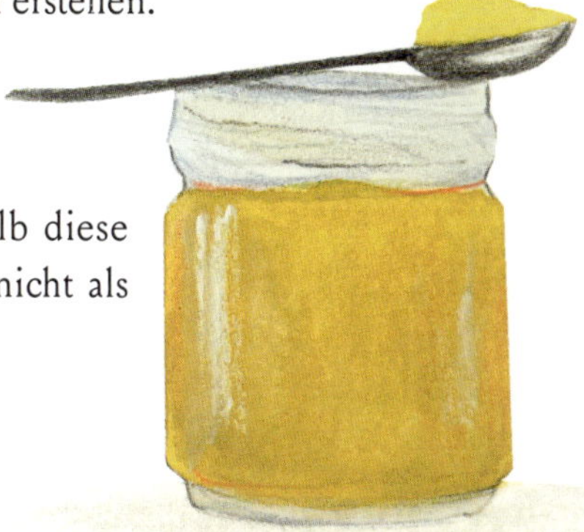

GELÉE ROYALE ALS PURE UNTERSTÜTZUNG

Gelée Royale gilt unter Naturheilkundlern als Medizinprodukt und wird pur auch als natürliches Antibiotikum betrachtet, das den Körper unterstützen kann. Auch wenn man unter großer Energieschwäche leidet, kann das königliche Bienenfutter Kraft bringen. Es sollte aber niemals durchgehend eingenommen werden. Nach 14 Tagen muss eine mindestens genauso lange Pause erfolgen, da ein übermäßiger Konsum den Körper auch schädigen kann.

Über das Jahr hinweg sollten nicht mehr als 180 g Gelée Royale eingenommen werden. 1 g pro Tag wird hier empfohlen und das aufgeteilt auf 2-mal am Tag, also 1/2 g in der Früh und 1/2 g am Abend.

Und bitte nicht gleich schlucken. Nehmen Sie das halbe Gramm pur in den Mund und lassen Sie es dort für 5 bis 10 Minuten unter der Zunge wirken.

Achtung: Bitte achten Sie darauf, ob eine allergische Reaktion auftritt. Lieber vorher testen, indem Sie beim ersten Mal nur eine halbe Tagesdosis einnehmen und auf die Reaktion des Körpers achten. Wer Blutverdünner einnimmt, sollte auf Gelée Royale verzichten, vor allem vor einer OP. Auch Patienten mit Asthma sowie Schwangere und Kinder bis 13 Jahre sollten Gelée Royale nicht einnehmen.

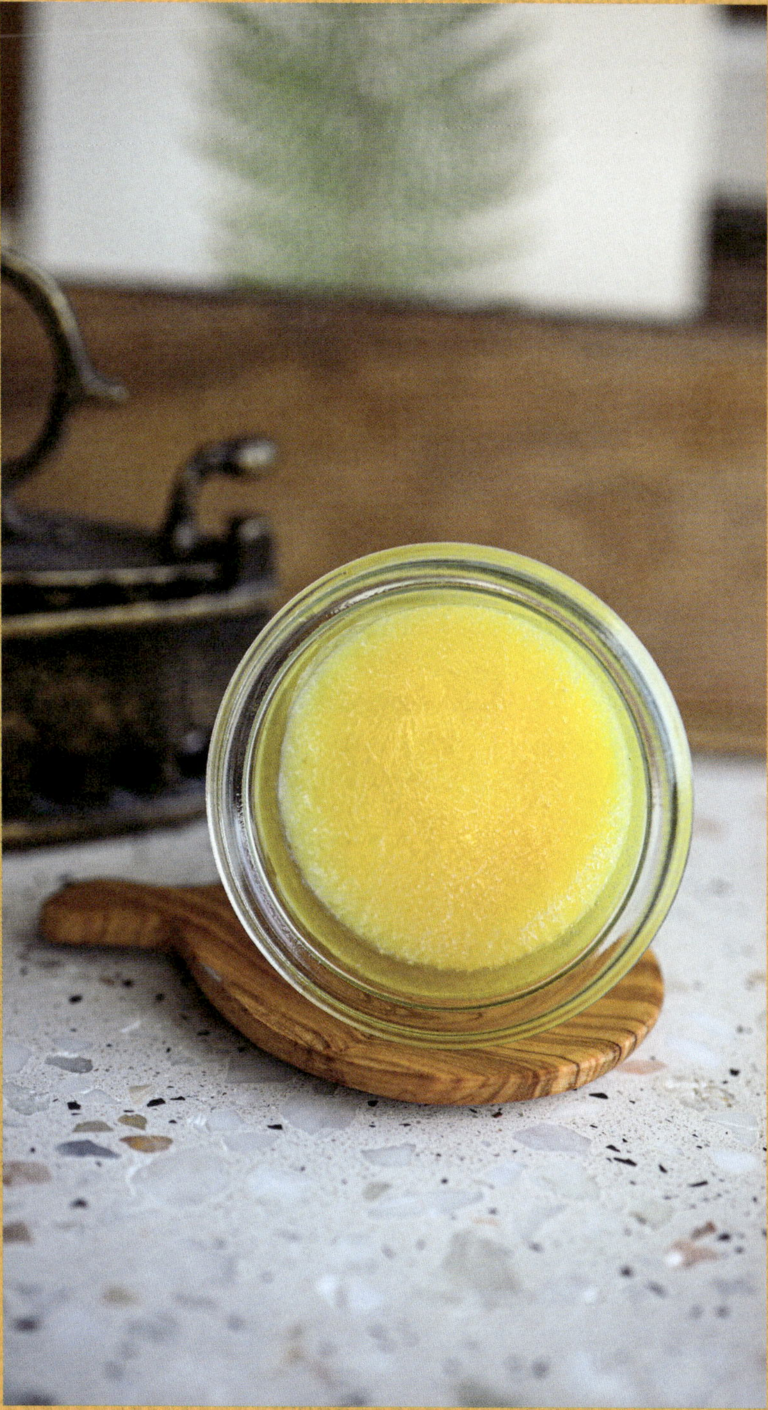

ANTI-FALTEN-MASKE

—

In der Kosmetik hat Gelée Royale bereits beträchtliche Erfolge gezeigt. Viele große Marken setzen auf das hochwertige hautpflegende Bienenprodukt. Auch in der Naturkosmetik wird seine Wirkung geschätzt, etwa bei einer wöchentlichen Maske, die müde Haut erfrischt und faltenstraffend wirkt. Anti-Aging aus dem Bienenstock sozusagen. Dazu kommt das hochwertige Bittermandelöl. Hier bitte das aus der Kaltpressung des Kerns gewonnene Pflanzenöl und nicht das ätherische Öl verwenden. Das Pflanzenöl wird als sehr gut rückfettendes Öl geschätzt und macht trockene Haut wieder zart. Sie können alternativ auch Mandelöl als Pflanzenöl verwenden.

Zutaten:

- *3 g Gelée Royale*
- *1 EL Honig*
- *1 Eigelb*
- *1 TL Bittermandelöl (Pflanzenöl)*

Die Zutaten werden zu einer Paste vermischt und auf Gesicht und Hals aufgetragen. Dort einwirken lassen bis die Maske trocken ist und dann mit kaltem Wasser abtragen beziehungsweise abspülen. Das Gesicht muss nachher nicht gepflegt werden, außer man möchte dies zusätzlich tun.

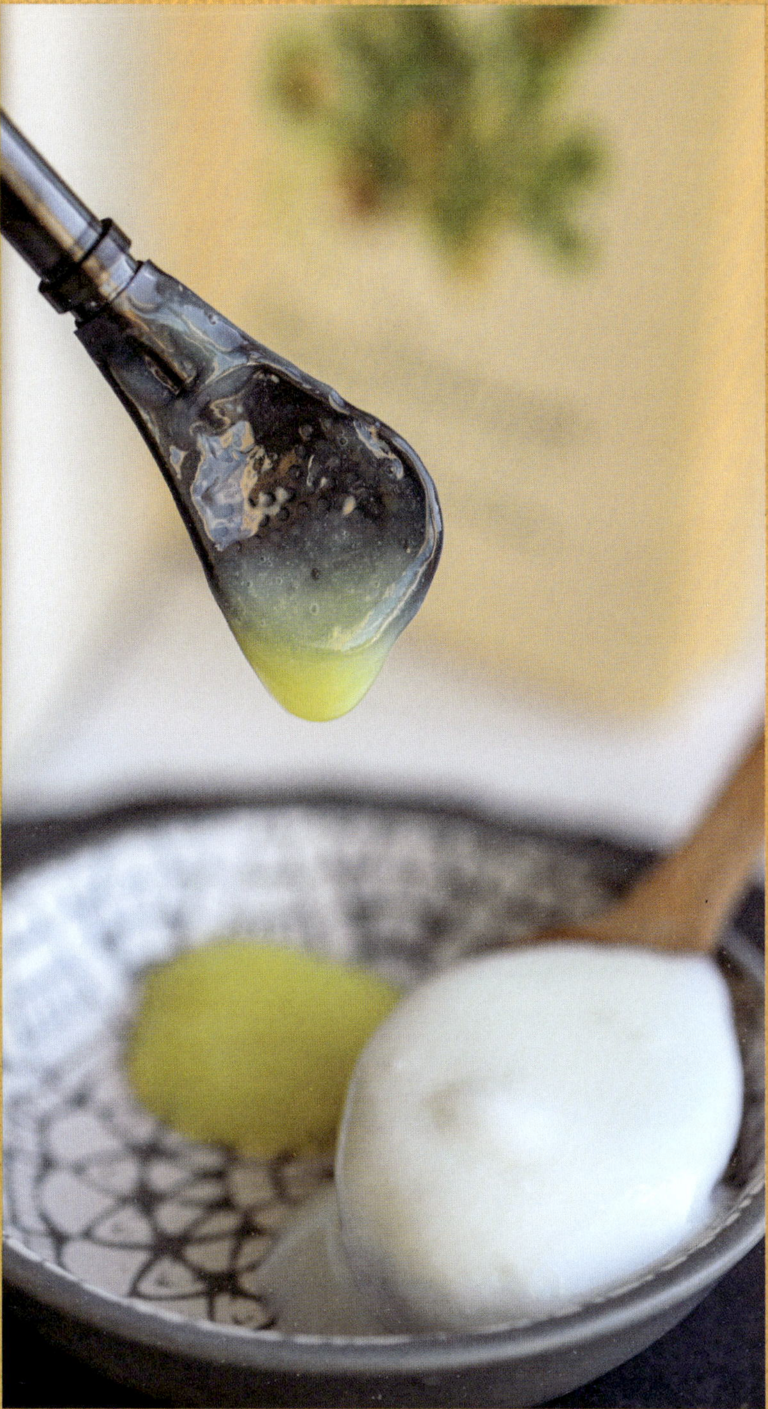

VORBEUGENDES PEELING GEGEN SCHWANGERSCHAFTS-STREIFEN

—

Die Haut wird bei einer Schwangerschaft stark strapaziert. Um die Haut vorbeugend für die Dehnung zu pflegen, kann Gelée Royale eingesetzt werden. Diese Mischung hilft aber auch bei Sonnenbrand, weil sie der Haut viel Pflege und Regeneration schenkt. Die Zutaten sollten bei jeder Anwendung frisch gemischt werden.

Zutaten:

· 1 EL Joghurt

· 1 TL Gelée Royale

Die Zutaten werden frisch miteinander gemischt, auf die zu pflegenden Hautstellen wie den Bauch aufgetragen und für 5 Minuten einmassiert. Danach 20 Minuten einwirken lassen und bei Bedarf mit einem in kaltem Wasser getränkten Waschlappen abnehmen. Es kann aber auch auf der Haut verbleiben, wenn es vor dem Schlafengehen einmassiert wird. Empfohlen wird eine tägliche Anwendung.

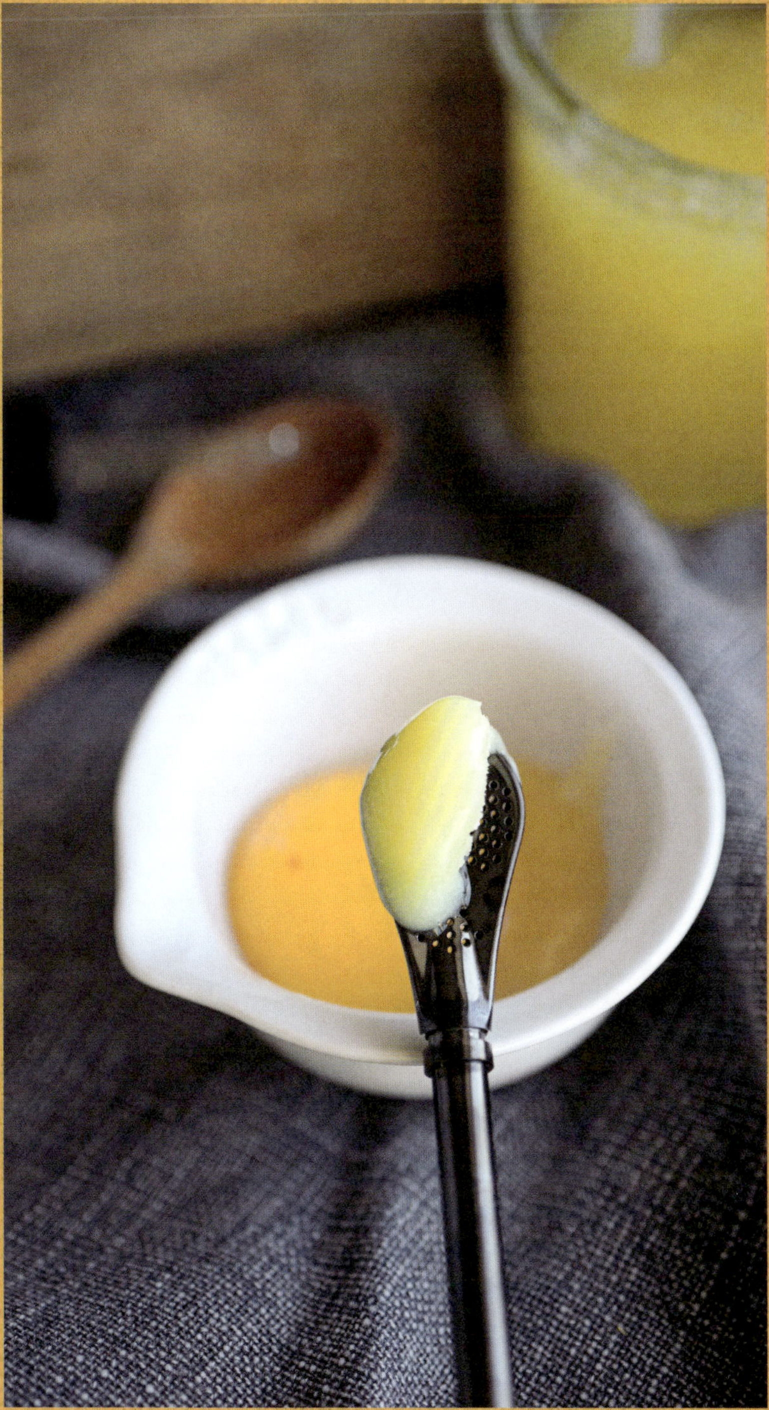

BIENENKRÄUTER
— IM —
EIGENHEIM

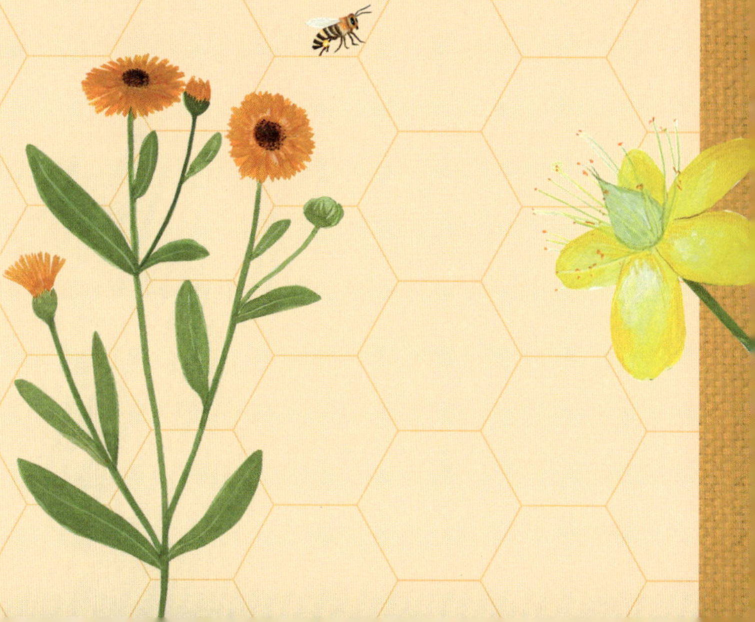

Bienen und Heilkräuter bilden eine wertvolle Kombination für unsere Gesundheit und unser allgemeines Wohlbefinden. Was uns Menschen über die Jahrtausende immer geholfen hat, steht aber auf der Kippe. Neben dem Thema Bienensterben sind leider auch viele Kräuter und Heilpflanzen heute kaum mehr zu finden. Unsere Gesellschaft hat unsere Umwelt so stark verändert, dass wir durch Monokulturen und Verbauung nicht nur uns selbst die Heilkraft der Pflanzen wegnehmen, wir entziehen den Bienen und Insekten gleichzeitig auch ihr Futter.

Die Honigbiene hat in diesem Buch eine große Bedeutung, da sie uns Honig, Propolis und all die weiteren wunderbaren Bienenprodukte schenkt, aber auch Wildbienen, Hummeln und alle anderen Insekten wie etwa Schmetterlinge tragen ausgiebig zu unserer Existenz bei. Sie sind in einem ausgeklügelten System der Natur, unserem Ökosystem, eines der wichtigsten Räder, um alles am Laufen zu halten. Bricht dieses Rad, brechen auch wir.

– WAS SOLL ICH ALLEIN DENN MACHEN? –

Sie allein machen den Unterschied. Glauben Sie mir. Auch wenn Sie nur in einer kleinen Wohnung mit Fensterbrett wohnen und dort ein Kisterl mit blühenden Bienenpflanzen haben, machen Sie einen Unterschied. Sie geben den Bienen Nahrung. Und dass dieser kleine Beitrag hilft, zeigt sich daran, dass bereits 1 m^2 mit blühenden Insektenpflanzen zur Artenvielfalt beiträgt. Wenn Sie

Gartenbesitzer sind, dann haben sie die Möglichkeit, Bienen und Insekten zu retten oder lassen Sie es mich so sagen: Sie retten damit auch sich selbst. Warum? Weil Sie neben Ihrer neuen Aufgabe als Nahrungslieferant sogar noch viel mehr leisten. Sie bringen sich selbst heilende Kräuter in den Garten, die Sie auch für sich und Ihre Gesundheit nutzen können. Deshalb möchte ich Ihnen in diesem Kapitel eine Handvoll Kräuter – nennen wir sie »Bienenkräuter« – vorstellen und Ihnen zeigen, wie Sie diese auch einsetzen können. Und ja, diese Pflanzen machen sich auch gut im Topf auf Balkon oder Terrasse. Kein Platz ist zu klein, um etwas Großes zu bewirken.

Aber vorab noch ein weiterer Hinweis: Gestalten Sie Ihren Garten natürlich. Das heißt, seien Sie mutig und geben Sie dem natürlichen Chaos ein wenig Raum. Denn gerade da, wo nicht wöchentlich alles auf ein paar Millimeter niedergemäht wird, und da, wo Pflanzen in wilden Ecken wachsen dürfen, hören Sie den Klang von summenden und brummenden Bienen, Hummeln und vielen Wildinsekten, die ein Fundament unseres Lebens sind. Seien Sie mutig und geben Sie »Unkraut« einen Platz. Löwenzahn, Gundelrebe und Co. sind Quellen des Lebens und wahre Bienenfreunde.

Und denken Sie bitte auch an Wasser. Die Hitze macht uns immer mehr zu schaffen, und das spüren auch die Bienen. Flache Teller, mit Wasser gefüllt und mit kleinen Steinen darin, auf denen die Bienen landen können, sind überlebenswichtig.

Lassen Sie auch im Herbst die abgeblühten Pflanzen stehen, denn hier siedeln sich über den Winter die Insekten an. Sie finden dort ein Quartier für die kalte Jahreszeit. Bienenhotels sind eine weitere Maßnahme, um einen wertvollen Beitrag zu leisten und ein Zuhause für die Bestäuber von Blumen, Obst und Gemüse zu schaffen.

– DIE RICHTIGEN BIENENPFLANZEN –

Wenn wir in ein Gartencenter gehen, sehen wir auf den Verkaufsplaketten oft in großer Schrift den Aufdruck »Bienenfreundlich«. Das stimmt allerdings nur teilweise. Die Pflanze bietet zwar Nektar, aber nur, wenn auch »Bio« angegeben ist, können Sie sicher sein, dass die Pflanze nicht mit chemischen Düngemitteln in Berührung gekommen ist. Eine Biene merkt nicht, ob die Pflanze Chemie in sich trägt. Sie fliegt diese an, sammelt den Nektar und verendet dann später. Auch Sie als Bienen- und Kräuterfreund sollten niemals eine Pflanze für Ihre Gesundheit verwenden, bei der Sie nicht sicher sind, dass diese chemiefrei ist. Denn verarbeiten Sie eine dieser Pflanzen zu Salben, Hustensaft, Tee und Co., nehmen auch Sie diese Chemie auf. Deshalb ist es schon beim Kauf wichtig, zur richtigen Pflanze zu greifen. Und ja, düngen Sie. Aber nur organisch. Ob selbstgemachte Brennnesseljauche oder gekaufte Bio-Düngemittel: Natürlichkeit ist der Schlüssel. Das Beste dabei: Viele Heilpflanzen lieben es, mager zu wachsen und wollen so wenig Dünger wie möglich. Eine Almwiese, die uns mit Hunderten Heilkräutern beschenkt, wird niemals gedüngt und nur ein- bis zweimal im Jahr gemäht. Man spricht hier von einer »Magerwiese« – das könnte auch ein kleiner Anreiz für Ihre Naturoase sein.

Natürlich gibt es unzählige Pflanzen, die Sie sich in den Garten, auf die Terrasse oder den Balkon holen können, die sowohl den Bienen als auch Ihnen nützlich sind. In meinem Naturgarten finden sich über 50 Heilpflanzen, dazu viele Wildkräuter und Blumen. Alle aufzuzählen, würde die Zahl 100 weit überschreiten. Aber es müssen nicht so viele unterschiedliche Pflanzen sein. Meist fehlt hierfür auch der Platz. Deswegen habe ich mich für 10 Heilpflanzen und Kräuter entschieden, die einen guten Anfang bilden. Nutzen Sie diese für Ihre Gesundheit und erfreuen Sie sich an der Gewissheit, gleichzeitig auch einen guten Beitrag für Bienen und weitere Insekten zu leisten.

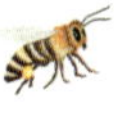

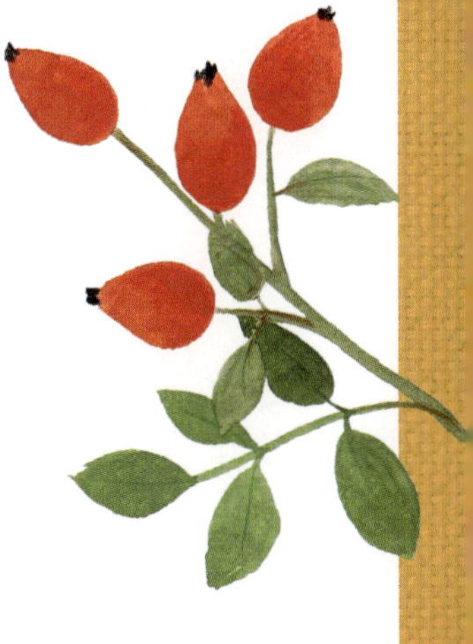

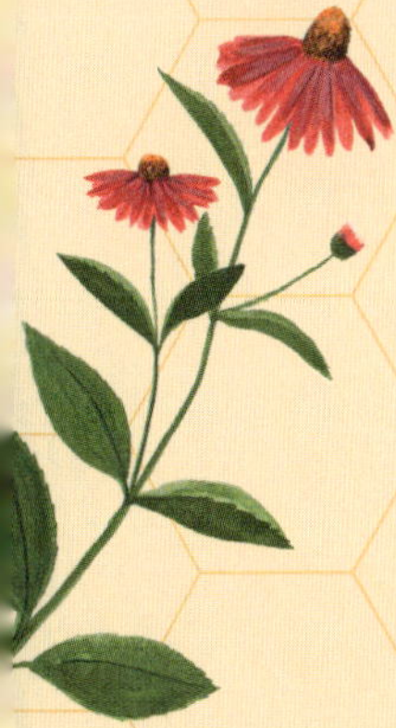

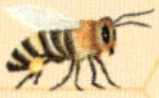

MEINE
ZEHN
BIENENKRÄUTER

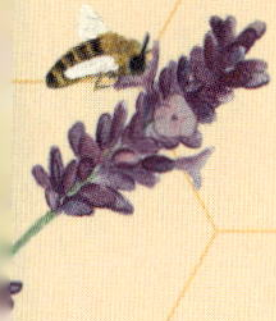
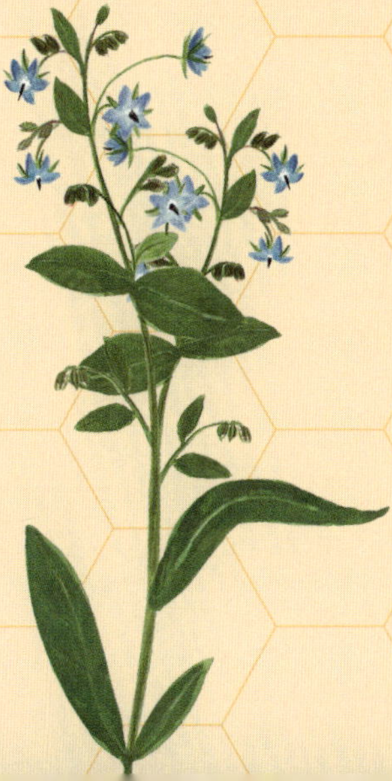
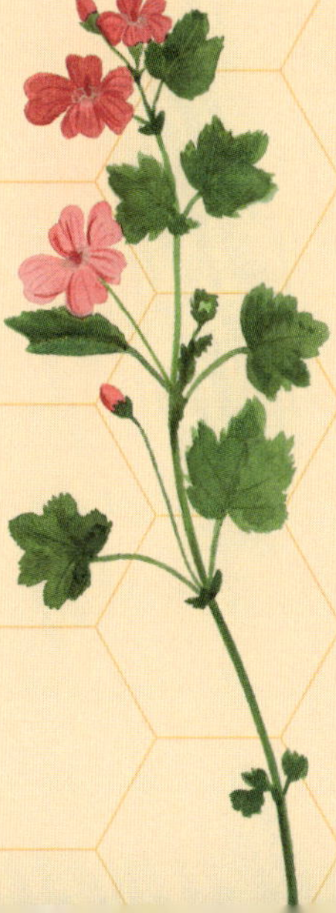

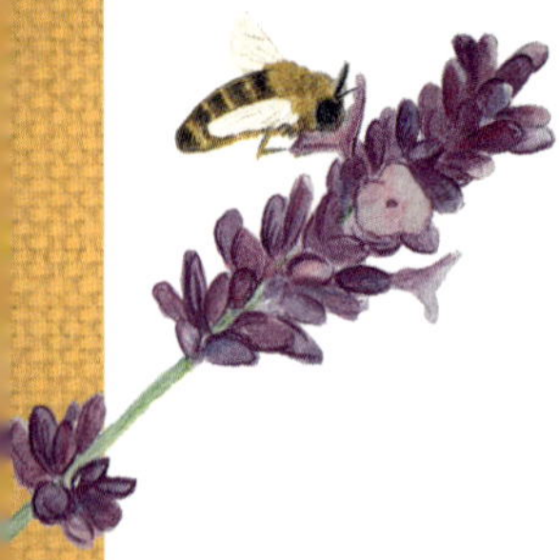

Lavendel

Lavendel ist eine sehr beliebte Garten- und Topfpflanze und wohl eines der vielfältigsten Heilkräuter, das wir kennen. Es gibt unzählige Arten, die im Fachhandel angeboten werden. Damit Sie und auch die Bienen profitieren, setzen Sie am besten auf den Echten Lavendel (*Lavandula angustifolia*).

– BLÜTEZEIT –

Juni bis August

– GESUNDHEITLICHER EINSATZ –

hautpflegend · desinfizierend
beruhigend · schlaffördernd
krampflösend

Der Lavendel mit seinem ätherischen Öl ist ein universell einsetzbares Heilkraut. Oft kennt man die Pflanze als

Mottenschutz im Kleiderschrank. Aber Lavendel kann noch viel mehr. Sein Heilöl kann bei Verbrennungen, Sonnenbrand oder als Massageöl zur Entspannung eingesetzt werden. Der Duft wirkt zwar immer ein wenig altmodisch, aber er bringt uns Ruhe und Erholung. Auch dann, wenn man die Pflanze schneidet, trocknet und in einer Schale ins Schlafzimmer stellt.

– ANWENDUNG –

Tee · Heilöl
Duftsäckchen

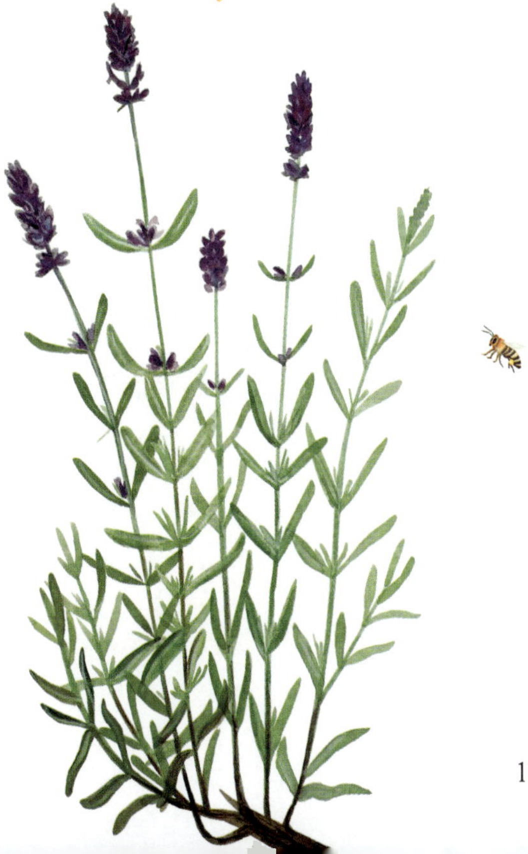

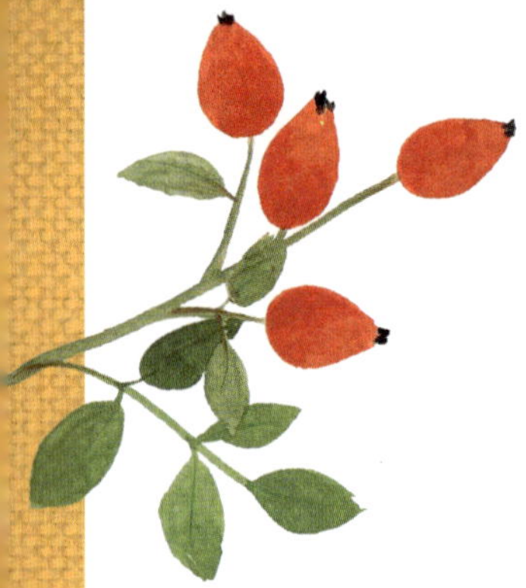

Rose

Ein Garten ist meist mit Rosen geschmückt. Die Königin der Naturkosmetik ist aber auch für unsere Gesundheit eine wahre Meisterin. Hier ist es besonders wichtig, darauf zu achten, dass die Pflanze nicht chemisch gedüngt wurde. Dann können die Blütenblätter gesammelt und vielfältig verarbeitet werden. Mein Tipp: Sammeln Sie die Blüten ca. um 10 Uhr am Vormittag, denn da ist der Gehalt an ätherischen Ölen am höchsten. Bei Rosen für Bienen empfehlen sich offene Blüten und weniger gefüllte Blütenköpfe. Beliebte Bienenpflanzen sind zum Beispiel die zu den Wildrosen gehörenden Sorten Hundsrose (*Rosa canina*) und Kartoffel- oder Apfelrose (*Rosa rugosa*). Vom Herbst bis in den Winter hinein können Sie sich dann an der Hagebutte und ihrer großen Kraft in der Erkältungszeit erfreuen.

– BLÜTEZEIT –

Hundsrose: Mai bis Juni
Kartoffelrose: Juni bis September

– GESUNDHEITLICHER EINSATZ –

zellregenerierend · fiebersenkend
hautpflegend · entzündungshemmend
stimmungsaufhellend

Gerade in der Naturkosmetik wird die Rose als Königin der Schönheit gehandelt. Sie schützt unsere Zellen und hilft der Haut, sich vor freien Radikalen abzuschirmen. Diesen Effekt kann man sich schon allein mit einem Heilöl zunutze machen. Auch in einem Tee entfaltet sie ihre Wirkung und kulinarisch können die Blütenblätter zu Sirup oder Gelee verarbeitet werden. Keine Pflanze, die zur Familie der Rose – den *Rosacea*-Gewächsen – zählt, ist giftig. Es gibt aber besonders altbewährte Heilpflanzen wie die Apothekerrose, die Damaszenerrose oder die bereits erwähnten Sorten.

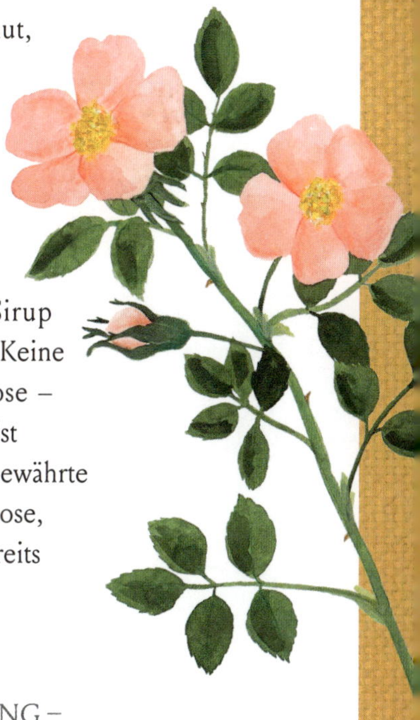

– ANWENDUNG –

Tee · Heilöl
Essig · Naturküche

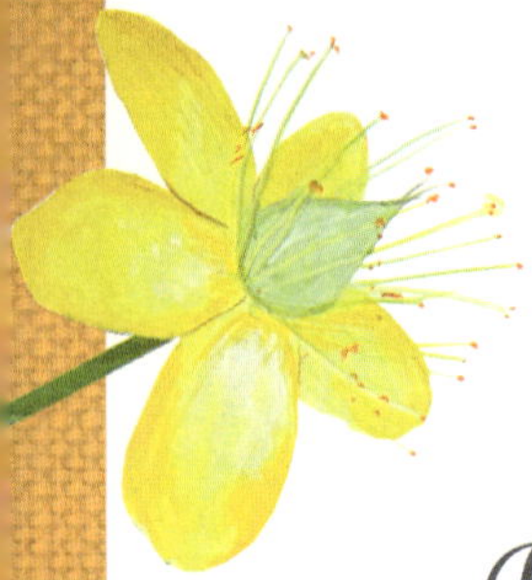

Johanniskraut

Ja, das Johanniskraut wächst wild, aber es kann auch wunderbar seinen Platz bei Ihnen zu Hause finden. Dadurch können Sie auch sicher sein, das Echte Johanniskraut (*Hypericum perforatum*) in Händen zu halten. Es gibt mehrere Arten, aber nur das Echte Johanniskraut schenkt uns seine Sonnenkraft, auf die man in der Naturheilkunde schon immer gesetzt hat. Prägnant ist dabei der rote Farbstoff Hypericum, der beim Zerreiben der Pflanze zum Vorschein kommt.

– BLÜTEZEIT –

Juni bis September

– GESUNDHEITLICHER EINSATZ –

stimmungsaufhellend
nervenstärkend · beruhigend
schmerzlindernd
entzündungshemmend

Das Rotöl ist neben dem Ringelblumenöl wohl der bekannteste Ölansatz. Kommt das Johanniskraut in ein Öl, färbt sich dieses rot und wird bei Muskelbeschwerden, Verbrennungen, Sonnenbrand oder Prellungen eingesetzt. Aber Achtung: Danach nicht in die direkte Sonne gehen, das kann braune Flecken auf der Haut bringen!

Im Winter macht uns ein Johanniskrauttee »lichtdurchlässiger«. Soll bedeuten: Der Tee schafft es, dass wir Sonne ins Leben bringen und damit den Winterblues bekämpfen. Deswegen ist das Johanniskraut in hoch dosierter Form sogar bei Depressionspatienten im Einsatz.

– ANWENDUNG –

Tee · Heilöl
Tinktur

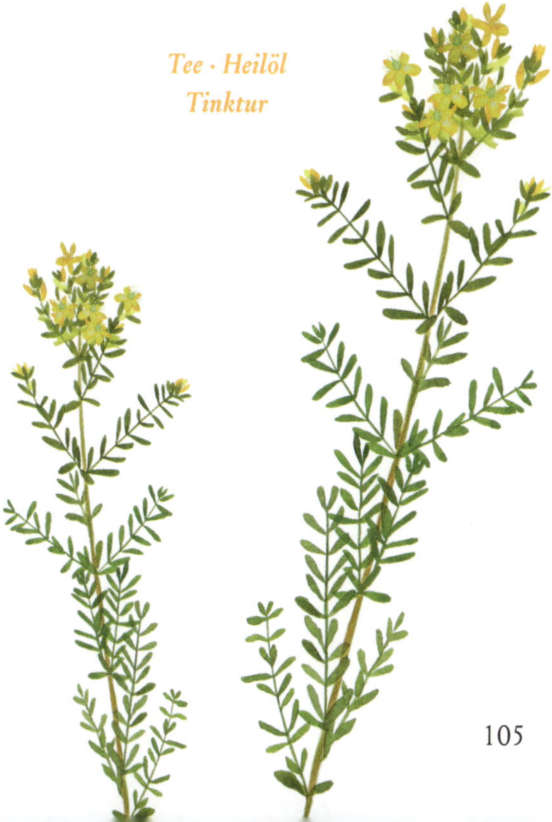

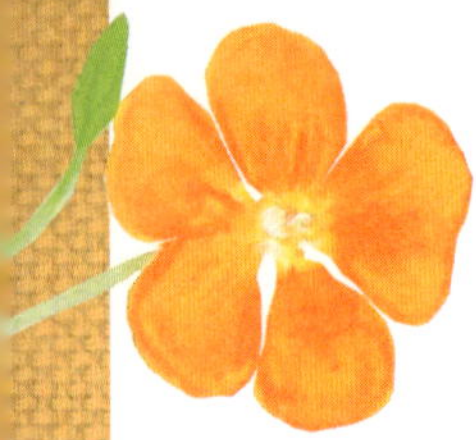

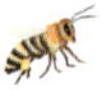

Kapuzinerkresse

Die Kapuzinerkresse ist wohl eine der beliebtesten Gartenpflanzen, weil sie mit ihren roten und orangen Blüten einfach zu ziehen ist sowie schön und üppig blüht. Mit ihr hat man eine der stärksten Heilpflanzen im Garten, bei der alle Teile verwendet werden können. Blüten, Blätter und auch die Samen sind scharf und kulinarisch in jedem Salat eine geschmackliche Überraschung. Diese Pflanze wird aber auch gerne als »natürliches Antibiotikum« bezeichnet, da ihre Scharfstoffe Viren und Bakterien den Kampf ansagen – egal, ob frisch verwendet oder gerade in der Erkältungszeit als alkoholischer Auszug.

– BLÜTEZEIT –

Juni bis Oktober

– GESUNDHEITLICHER EINSATZ –

entzündungshemmend ·viren-, bakterien- und pilzhemmend · immunstimulierend

Die Scharfstoffe, die in der Kapuzinerkresse enthalten sind, gehen über zwei Wege aus dem Körper: die Atem- und die Harnwege. Deswegen empfiehlt es sich, die Kapuzinerkresse gleich bei den ersten Anzeichen einer Erkältung beziehungsweise einer Blasenentzündung einzusetzen, da ihre Inhaltsstoffe das Ausbreiten der Beschwerden eindämmen können. Bei Beschwerden im Magen-Darm-Bereich oder für Kleinkinder ist die Kapuzinerkresse nicht geeignet.

– ANWENDUNG –

Frisch · Tinktur
Essigauszug

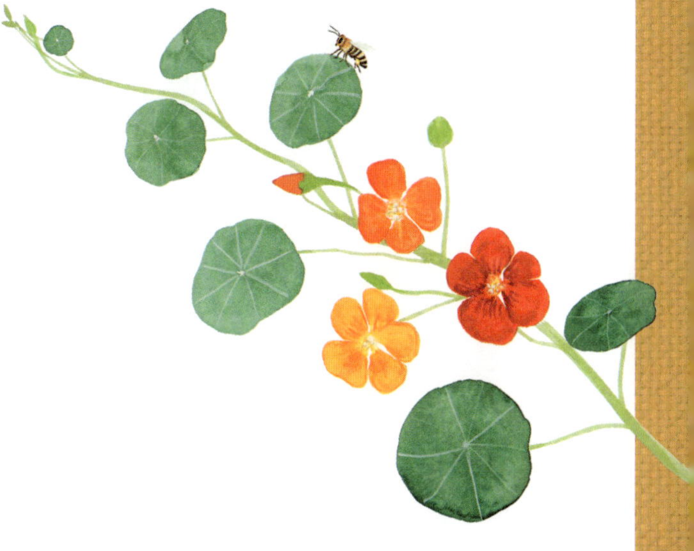

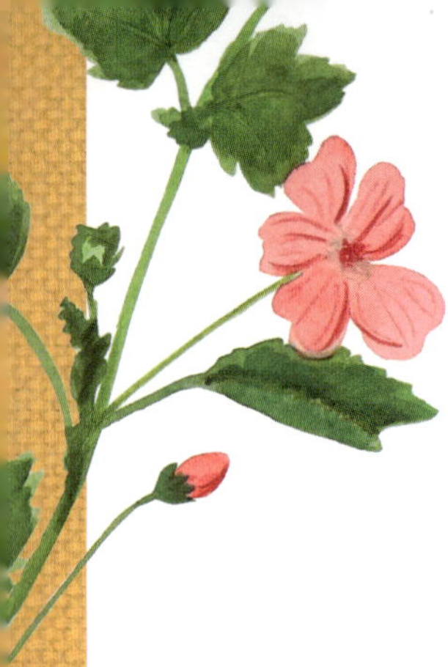

Malve

Die Malve wird auch als »Käsepappel« bezeichnet. Der Name »Käsepappel« stammt von den Samen, die beim Verblühen der Blüte eine Käselaib-Form haben. Hier können verschiedene Arten verwendet werden, etwa die Wilde Malve (*Malva sylvestris*), die Mauretanische Malve (*Malva mauritania*) oder die Kleine Malve (*Malva neglecta*), die man sich wegen der vielen Blüten in den Garten holt. Die wirkungsvollen »Schleimstoffe« sind auch in vielen weiteren Gewächsen wie dem Eibisch, der Stockrose oder anderen Malvenarten enthalten.

– BLÜTEZEIT –

Juni bis Oktober

– GESUNDHEITLICHER EINSATZ –

reizlindernd · hustenreizlindernd
Heiserkeit · Entzündungen der Schleimhäute
wundheilend

Der Käsepappeltee wird oft bei Reizhusten oder einem entzündeten Hals verschrieben. Wichtig ist, dass dieser Tee in einem Kaltansatz zubereitet wird, da die Schleimstoffe sonst zerstört werden. Dafür sollte der Tee 6 bis 8 Stunden in kaltem Wasser ausziehen und danach getrunken werden. Nun können sich die reizlindernden Wirkstoffe auf entzündete Schleimhäute legen. Wer lieber einen warmen Tee trinkt, kann diesen nach der Ausziehzeit auf maximal 40 Grad erwärmen.

– ANWENDUNG –

Tee
Auflagen

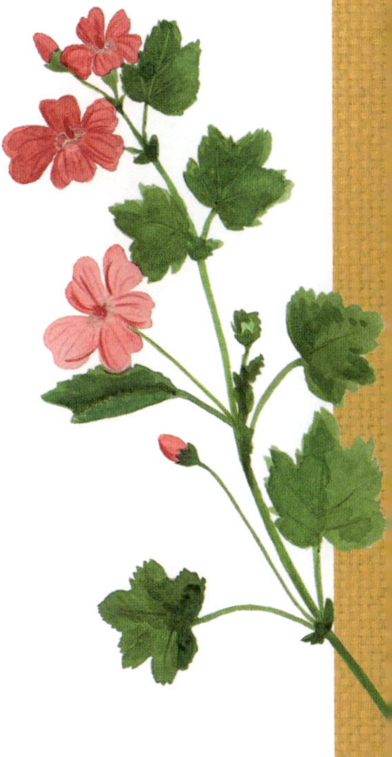

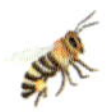

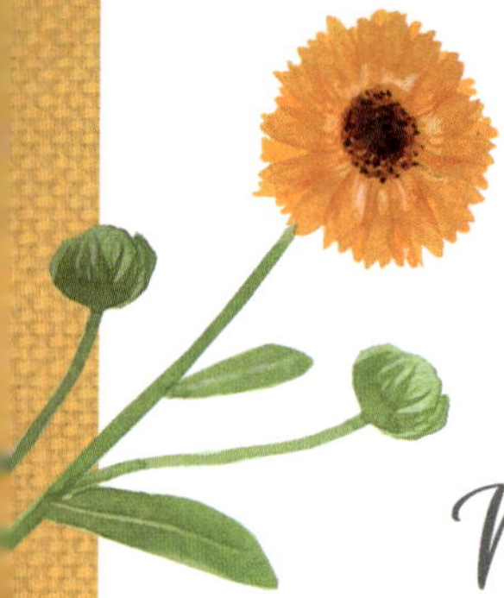

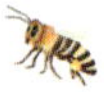

Ringelblume

Kein Garten ohne Ringelblume. In den orangen und gelben Blüten steckt die wundheilende Kraft, die ihren Einsatz oft in Form der Ringelblumensalbe findet. Auch hier stammt der Name von den Samen, die sich kringeln und auf den Boden fallen. Wenn man die Ringelblume einmal im Garten hat, kann man sicher sein, dass es diese Heilpflanze auch im nächsten Jahr wieder geben wird. Man sagt ihr nach, dass sie sich bei der Aussaat selbst reguliert und in einem Garten nie die Oberhand übernimmt.

– BLÜTEZEIT –

Juni bis Oktober

– GESUNDHEITLICHER EINSATZ –

wundheilend
entzündungshemmend
antibakteriell

Die klassische Verwendungsform der Ringelblume in der Naturapotheke ist diejenige als Salbe. Hier wird vorab ein Ölauszug hergestellt, um dann mit Bienenwachs eine Salbe zu rühren. Diese hat eine wundheilende und entzündungshemmende Wirkung. Aber auch die Blüten – als Tee getrunken – unterstützen die Wundheilung von innen. Wenn man gerade keine Ringelblumensalbe zur Hand hat, kann man den Tee auch als Auflage verwenden, etwa bei äußerlichen Hautproblemen wie Akne, Windeldermatitis oder bei Brustentzündungen infolge des Stillens.

– ANWENDUNG –

Ölauszug · Tinktur
Tee · Auflagen

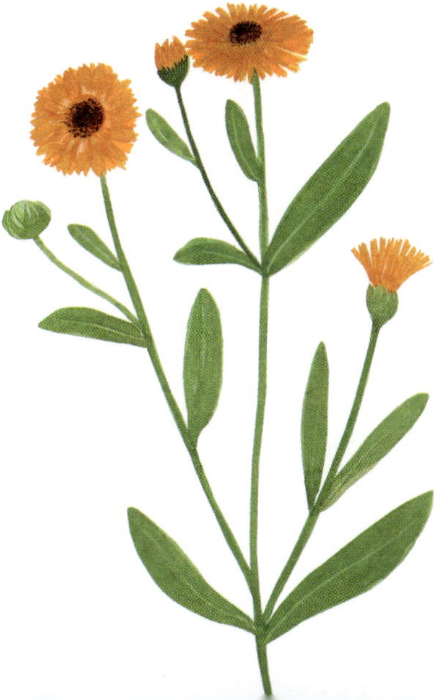

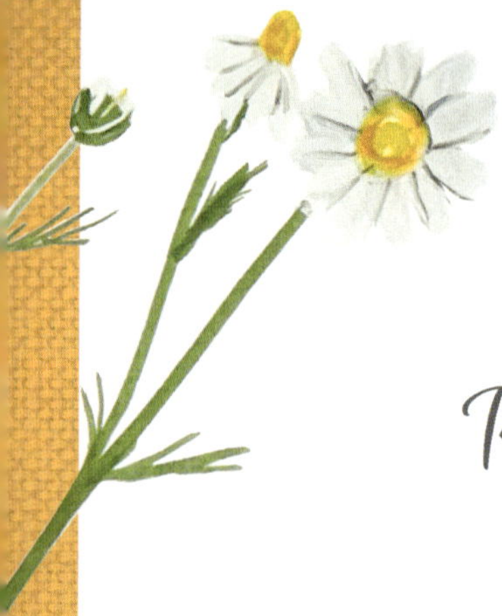

Kamille

Kaum eine Heilpflanze wird so sehr mit der Behandlung von »Alltagskrankheiten« assoziiert wie die Kamille. Schon ihren Duft verbinden wir häufig mit dem Gefühl des Krankseins. Ob Hauterkrankungen, Wunden, Menstruationskrämpfe, Schlafprobleme, Erkältungen oder Bauchschmerzen – die Kamille ist durch ihren hohen Gehalt an ätherischem Öl ein vielfältig einsetzbares Heilkraut. Zudem besitzt sie die Fähigkeit, bei der Bildung von Serotonin unterstützend zu wirken. Deswegen sollten Sie die Kamille auf jeden Fall im Garten ansetzen.

– BLÜTEZEIT –

Juni und Juli

– GESUNDHEITLICHER EINSATZ –

entzündungshemmend · krampflösend
wundheilend · stimmungsaufhellend
schlaffördernd · beruhigend

Die vielfältige Einsetzbarkeit der Kamille macht diese Pflanze zu einem der wichtigsten regionalen Heilkräuter. Die klassischste Verwendungsform war und ist der Kamillentee, den viele von uns kennen. Aber auch als Salbe oder Tinktur können wir für unsere Gesundheit viel aus dem Kraut rausholen. Der Duft allein (z. B. in einem kleinen Duftsäckchen) kann bereits seine stark beruhigende Wirkung verbreiten.

– ANWENDUNG –

Tee · Auflagen
Tinktur · Ölauszug
Duftsäckchen

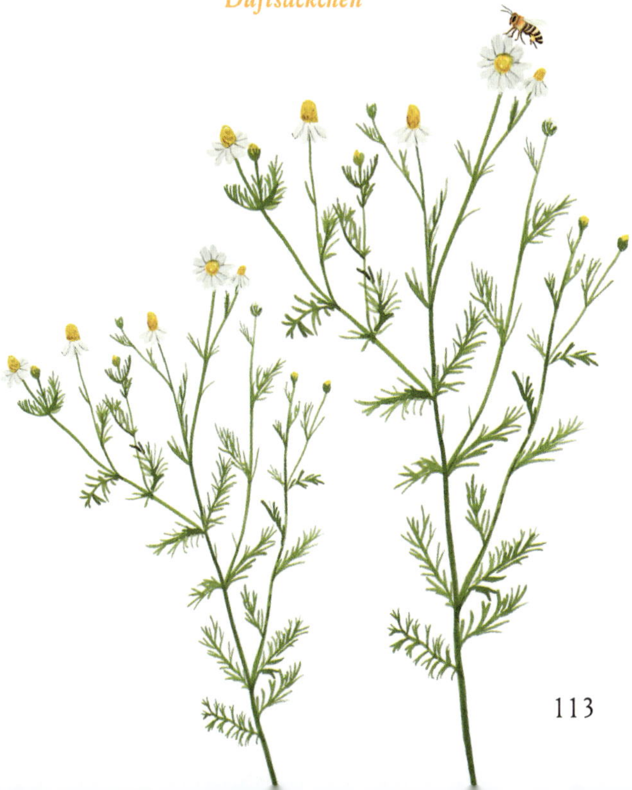

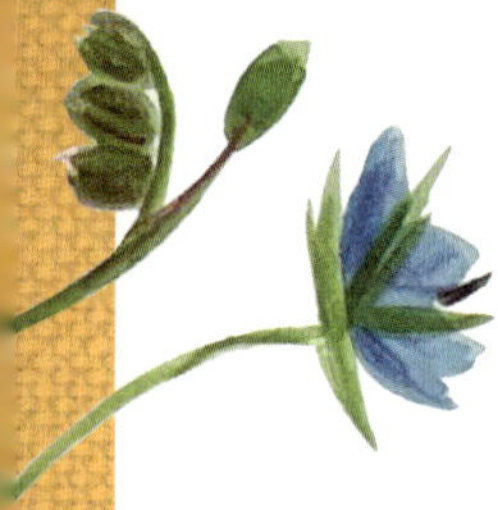

Borretsch

Mit seinen blauen Sternblüten ist der Borretsch eine farbliche Freude im Garten. Warum sein Beiname »Gurkenkraut« lautet, schmeckt man sofort, wenn man eine der blauen Blüten verkostet. Der zarte Gurkengeschmack lädt einfach dazu ein, diese Pflanze in den Salat zu geben. Er ist aber nicht nur etwas fürs Auge – auch als Heilpflanze hat das Raublattgewächs einiges für uns zu bieten.

Gartenbesitzer sollten aber wissen, dass sich die Pflanze durch die Selbstaussaat gerne stark ausbreitet.

– BLÜTEZEIT –

Juni bis August

– GESUNDHEITLICHER EINSATZ –

reizmildernd
harntreibend · kühlend
nervenstärkend
belebend

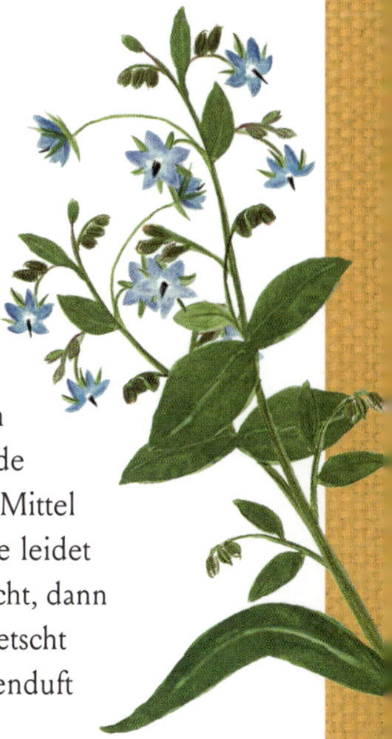

Wenn man die Blätter angreift, erkennt man sofort, dass diese Pflanze zu den Raublattgewächsen gehört. Über längere Zeit sollte man nicht zu viel davon zu sich nehmen, aber mit ein paar Blüten im Sommersalat hat man etwas Anregendes für das Nervensystem im Essen. In der Naturheilkunde wurde der Borretsch auch als fiebersenkendes Mittel verwendet. Wenn man unter Schwäche leidet und etwas Anregendes für das Herz sucht, dann reicht es schon, wenn man ein Blatt quetscht und den erfrischend belebenden Gurkenduft aufnimmt.

– ANWENDUNG –

Naturküche
Tee · Medizinalwein
Frische (Duft über die Nase)

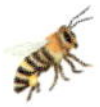

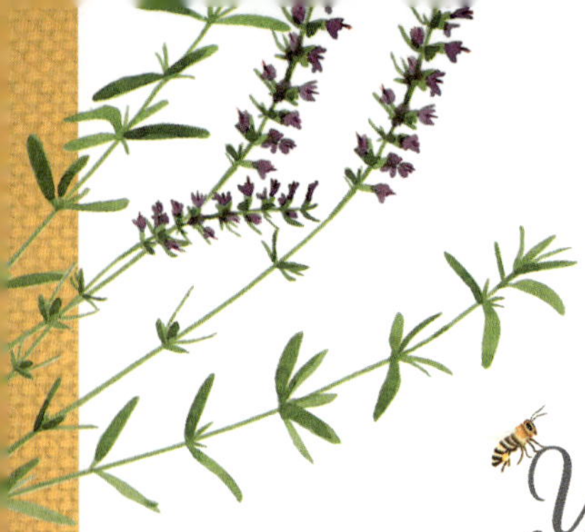

Ysop

Der Ysop ist für mich eine der besten Heilpflanzen, die man sich in den Garten holen kann. Schon der würzige Duft zeigt, dass dieses Kraut mit seinen Blättern und den blauen Blüten unbedingt als Würzkraut in die Naturküche gehört. Zudem hat man damit eine vielfältig einsetzbare Heilpflanze im Garten, die sowohl bei Erkältungen als auch bei Verspannungen eine wunderbare Wirkung entfaltet. Darüber hinaus weiß man, dass Penicillin, das aus Schimmel gewonnen wurde, auch auf dem Ysop zu finden ist. Um sich gegen Lepra zu schützen, hat man in der alten Volksheilkunde daher in Ysop gebadet.

– BLÜTEZEIT –

Mai bis Juli

– GESUNDHEITLICHER EINSATZ –

antibiotisch · antiviral · blutdrucksenkend
muskelentspannend · anregend

Ein Tee aus Ysop ist ein wirkungsvoller Gesundheitstee, der zum einen bei bronchialen Erkrankungen helfen kann und der zum anderen die Nerven in stressigen Situationen stärkt und stimmungsaufhellend wirkt. Wird das getrocknete Kraut in ein Baumwollsäckchen gefüllt, kann man sich seine muskelentspannende Wirkung zunutze machen. Legen Sie das Säckchen dafür auf verspannte Muskeln im Nacken- und Schulterbereich. Wenn die Körpertemperatur das Säckchen auf 20 Grad erwärmt, wird durch den Ysop Sauerstoff freigesetzt, was für Entspannung sorgt. Verstärkt wird dieser Effekt noch durch den Duft der Pflanze.

– ANWENDUNG –

Tee · Naturküche
Essigansatz · Duftsäckchen
Honigauszug

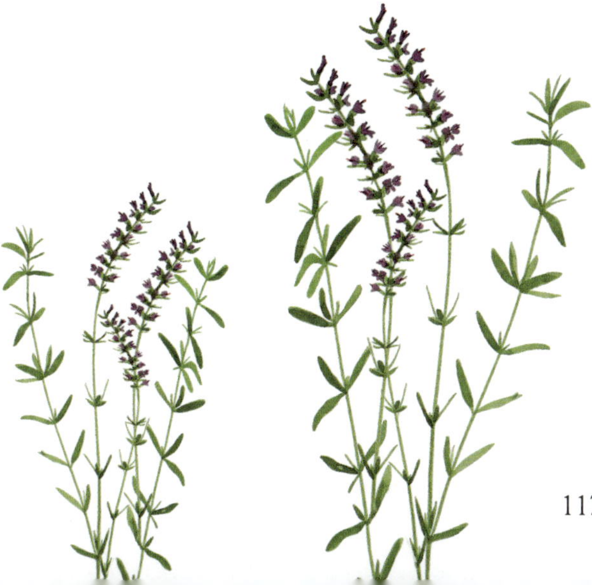

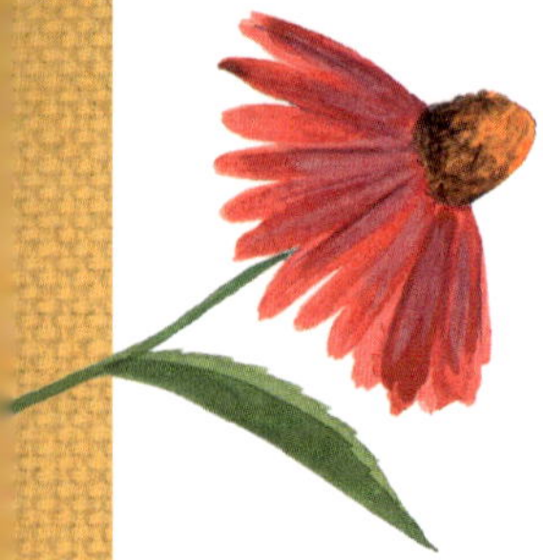

Echinacea

Stauden sind beliebte Gartenpflanzen, weil sie ohne wenig Zutun jedes Jahr wiederkommen, und das meist noch üppiger als im Jahr davor. Aber wir vergessen oft, dass Stauden auch Heilpflanzen sind. So etwa der Purpurne Sonnenhut (*Echinacea angustifolia*) – eine wunderschöne Staude mit großen Blüten und eine großartige Heilpflanze für unser Immunsystem, da sie dieses bei seiner Arbeit unterstützt. Hierfür sollte vor allem die Wurzel verwendet werden, die man sich holen kann, wenn die Staude im Herbst geteilt wird. Für eine Hausteemischung sind aber auch die Blütenblätter verwendbar.

– BLÜTEZEIT –

Juni bis September

– GESUNDHEITLICHER EINSATZ –

anregend für das Immunsystem · antiviral
entzündungshemmend · wundheilend

Befindet sich unser Körper im Kampf gegen Viren oder Bakterien, kann die Echinacea diesen als Geheimwaffe unterstützen. In der Naturheilkunde hat man die Blüten zerquetscht und diesen Brei zur Wundheilung auf die betroffene Stelle aufgetragen. Die Haut profitiert auch bei Ekzemen, Verbrennungen oder Schuppenflechte von den Wirkungen der Echinacea. Dafür kann ein starker Tee aus den frischen Blütenblättern als Auflage eingesetzt werden.
Bei der gesundheitlichen Verwendung der Echinacea empfiehlt es sich immer auf frische Blütenblätter zurückzugreifen. Wird die Pflanze gleich zu Beginn einer Erkältung angewandt, kann sie deren Ausbreitung eindämmen. Durch die keimhemmende Wirkung kann ein Frischsaft aus der Pflanze auch bei Nieren- und Blasenerkrankungen helfen.

– ANWENDUNG –

Tee · Tinktur
Pflanzenfrischsaft
Auflagen

BIENENTEE

—

Dass Bienen und Pflanzen eine Synergie eingehen, ist eine Tatsache. Dabei ist es nicht nur so, dass die Bienen bei der Bestäubung helfen. Nein, auch Pflanzen oder sagen wir Heilpflanzen unterstützen die Biene bei ihrer Gesundheit. Deswegen verwenden einige Imker den sogenannten »Bienentee«, um den Bienen vor dem Winter gesunde Zutaten zuzufüttern. Es gibt dafür unterschiedliche Kräuter-Rezepturen, aber ein paar wiederholen sich immer wieder. Und eines kann ich Ihnen sagen: Was für die Biene stärkend ist, kann uns ebenfalls als kraftvoller Gesundheitstee dienen. Lassen Sie sich diesen Tee mischen oder sammeln Sie die Kräuter, wenn Sie diese kennen, direkt vor Ihrer Haustüre.

Zutaten:
· Schafgarbe · Melisse
· Kamille · Salbei · Ringelblume
· Löwenzahn

Alle Pflanzen zu gleichen Teilen mischen und dann 1 TL der getrockneten Kräuter mit 250 ml heißem Wasser aufgießen. Lassen Sie den Tee mit Deckel 10 Minuten ziehen, danach abseihen und genießen.

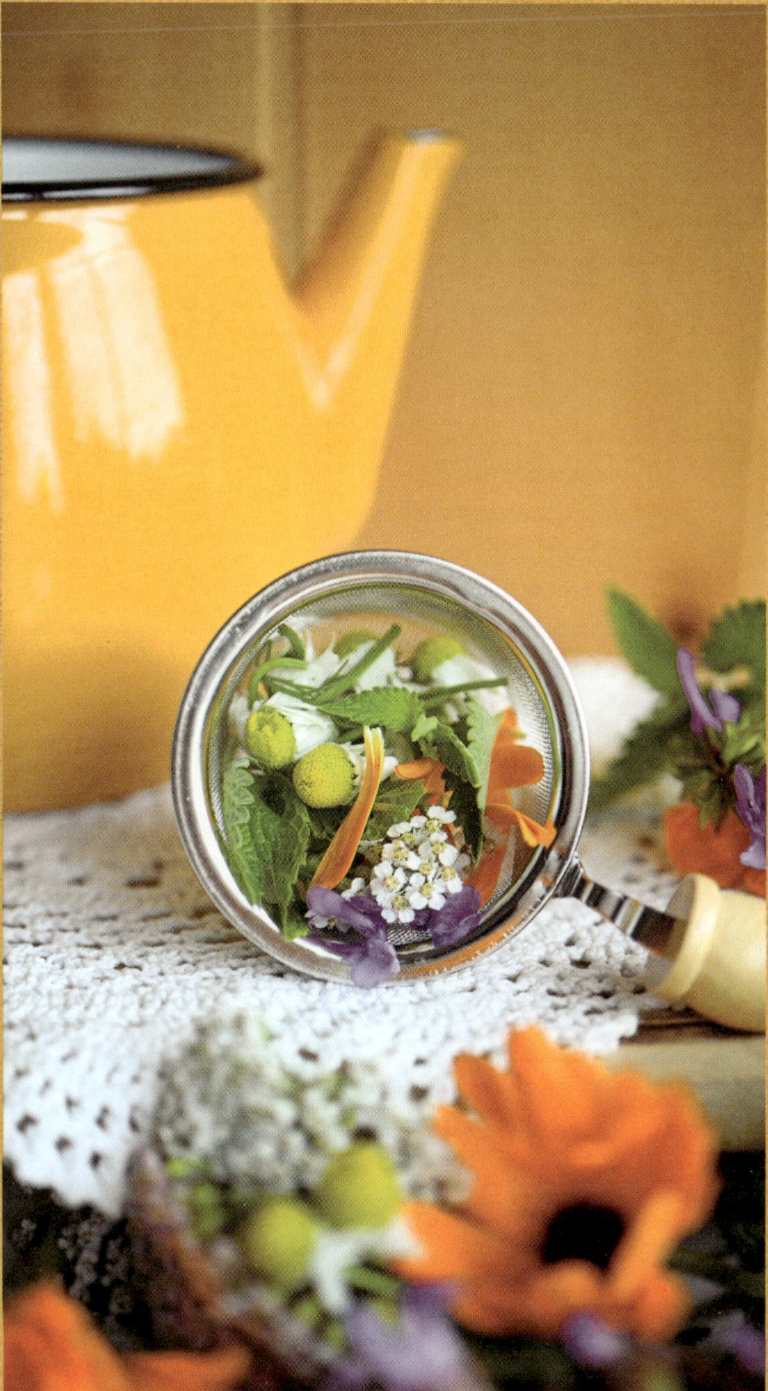

Schlusswort

Die meisten von uns lieben Honig auf dem Butterbrot, im Tee oder als gesundes Süßungsmittel. Aber Honig und all die anderen Bienenprodukte wie Propolis, Pollen und Co. sind Geschenke der Honigbiene an uns Menschen, die wir wieder schätzen lernen sollten. In der Naturheilkunde hatten die Bienen immer schon einen festen Platz, das Wissen über die Wirkungen der einzelnen Bienenprodukte ist in unserer Region aber so gut wie nicht mehr vorhanden. Das möchte ich mit diesem Buch und all meinen für Sie kreierten Rezepten ändern. Denn Bienen und Pflanzen bilden eine Synergie, die wir uns für unser Wohlbefinden nach Hause holen können.

Genießen Sie weiterhin Ihr schmackhaftes Butterbrot mit Honig, aber lassen Sie auch andere Ideen aus diesem Buch in Ihren Alltag einfließen. Die große Bandbreite meiner Rezepte soll es Ihnen leicht machen, zu Hause schnell selbst etwas zuzubereiten und die Wirkung, den Genuss zu spüren.

Und vergessen Sie nicht, wir alle können für die Honigbiene, die Wildbiene und auch für alle anderen Insekten, die unser Leben so lebenswert machen, etwas tun. Schenken Sie den Insekten Pflanzenvielfalt, sie danken es

Ihnen auf so vielfältige Art und Weise. Und ohne sie können wir auf Dauer nicht überleben.

Ihre Karina Nouman

– DANK –

Die Idee zu diesem Buch schwirrte schon seit Jahren in meinem Kopf herum. Als ich dann meinen Ehemann Tareq traf, der Hobbyimker ist und ebenfalls ein sehr großes Wissen über Naturheilkunde besitzt, konnte ich viel über Bienen und die wertvollen Geschenke aus dem Bienenstock dazulernen. Du hast mir für dieses Buch viel Inspiration, Wissen und Unterstützung geschenkt. Viele Tage haben wir Rezeptideen besprochen und ihre Wirkungen getestet. Ohne deine Hilfe wäre dieses Buch niemals so geworden, wie ich es mir erträumt und gewünscht habe. Ich liebe dich!

Danke auch an meine Eltern Angelika und Vicky, die immer all meine Schritte mit viel Stolz mitgehen und die Fräulein Grün von Anfang an mit viel Motivation und den Worten »Wenn das wer schafft, dann du« begleiten. Ohne meine Familie und meine Hündin Mini, die mich bei jedem Kräuterentdeckungsspaziergang in der Natur begleitet, wäre Fräulein Grün niemals da, wo es heute ist. Darauf bin ich stolz und möchte all meinen Familienmitgliedern und Freunden sagen: »Danke, dass es euch gibt!«

Dazu muss ich auch meiner großartigen Fräulein-Grün-Community, die mich seit Jahren auf verschiedenen Social-Media-Kanälen oder im echten Leben begleitet, meinen größten Dank aussprechen. Nur durch euer Interesse an Kräutern, der Natur und einem grüneren Leben konnte ich meine Leidenschaft zu meinem Beruf machen. Jeder Smiley, den ich geschickt bekomme, alle Worte, die mich erreichen, und die vielen Menschen, die Kräuterausbildungen bei mir machen, Workshops besuchen und bei Kräuterwanderungen dabei sind, lassen jeden Tag aufs Neue mein Herz hüpfen. Ihr alle seid ein Teil davon, dass das Kräuterwissen weitergetragen wird und nicht ausstirbt. DANKE!

Ein großes Dankeschön auch an Bienenlieb in Salzburg und das gesamte Team. Die vielen Bienenprodukte für die Rezeptfotos in diesem Buch stammen von den fleißigen Bienen von Bienenlieb. Beste Qualität von Salzburger Bienen für vielfältige Rezepte.

Danke auch an Anna Friedl vom Benevento Verlag, die mir alle Freiheiten lässt und so unkompliziert ist wie ich.

Karina Nouman

– WIESE, WALD UND WUNDER – MIT FRÄULEIN GRÜN

Kräuter und Heilpflanzen sind seit vielen Jahren mein Lebensmittelpunkt. Vor allem die, die direkt vor unserer Haustüre wachsen. Mein Wunsch ist es, den Menschen mitzugeben, wie einfach und bereichernd es ist, die Natur in das eigene Leben zu bringen. Das mache ich als Autorin, Leiterin und Dozentin zahlreicher Diplomausbildungen zum Thema »Kräuter, Heilpflanzen und Natur«, aber auch bei Kräuter-Onlinekursen sowie im »echten Leben« bei zahlreichen Kräuterworkshops, Kräuterwanderungen oder Vorträgen.

Auf meinem Blog www.fräuleingrün.at gibt es alles zum Thema »Kräuter, Heilpflanzen und Natur«. Einen Blick in mein Kräuterleben gebe ich täglich über meinen Instagram-Kanal »fraeuleingruenblog«. Wenn Sie also noch mehr über Kräuter und Heilpflanzen, deren Heilwirkungen und Einsatzmöglichkeiten in unserem Leben wissen möchten, dann würde ich mich freuen, Sie dabei ein Stück begleiten zu dürfen. Eine wunderbare Möglichkeit, in die Welt von Fräulein Grün einzutauchen, bietet auch die kostenlose Fräulein-Grün-App für Android und iPhone.

Viele Infos zum Einsatz von Kräutern und Heilpflanzen finden Sie auch in all meinen Büchern.

– BÜCHER –

- »Fräulein Grüns Kräuterwunder – Entspannt, geerdet und gesund mit der Kraft der Natur«
- »Fräulein Grüns Geschenke aus der Natur«
- »Fräulein Grüns Wohlfühlkräuter – Natürliche Wege zu mehr Gelassenheit, Energie und Ausgeglichenheit«
- »Fräulein Grüns Wohlfühlkräuter-Karten – 33 Karten für innere Stärke und Harmonie«
- »Fräulein Grüns Wilde Getränke aus der Natur«
- »Fräulein Grüns Immunkraft aus der Natur«

– AUSBILDUNGEN –

2016 – Ausbildung zur diplomierten Praktikerin der TEH (Traditionelle Europäische Heilkunde)

2017 – Aufbauausbildung – TEH-Naturapotheke

2018 – Aufbauseminar für Naturwanderungen – »Biophilia – Der Heilungscode der Natur« bei Clemens G. Arvay

2018 – Waldpädagogin i.A.

2019 – Grundausbildung zur diplomierten Bachblüten-Beraterin

2019 – Ausbildung Meisterkräutertherapie

2020 – Aromatherapie, Psycho-Aromapflege (ätherische Öle für die Seele)

2021 – Bachblüten-Beraterin

– AUSZEICHNUNGEN –

2017 – Garden & Home Blog Award: 1. Platz »Bestes Rezept aus dem Garten«

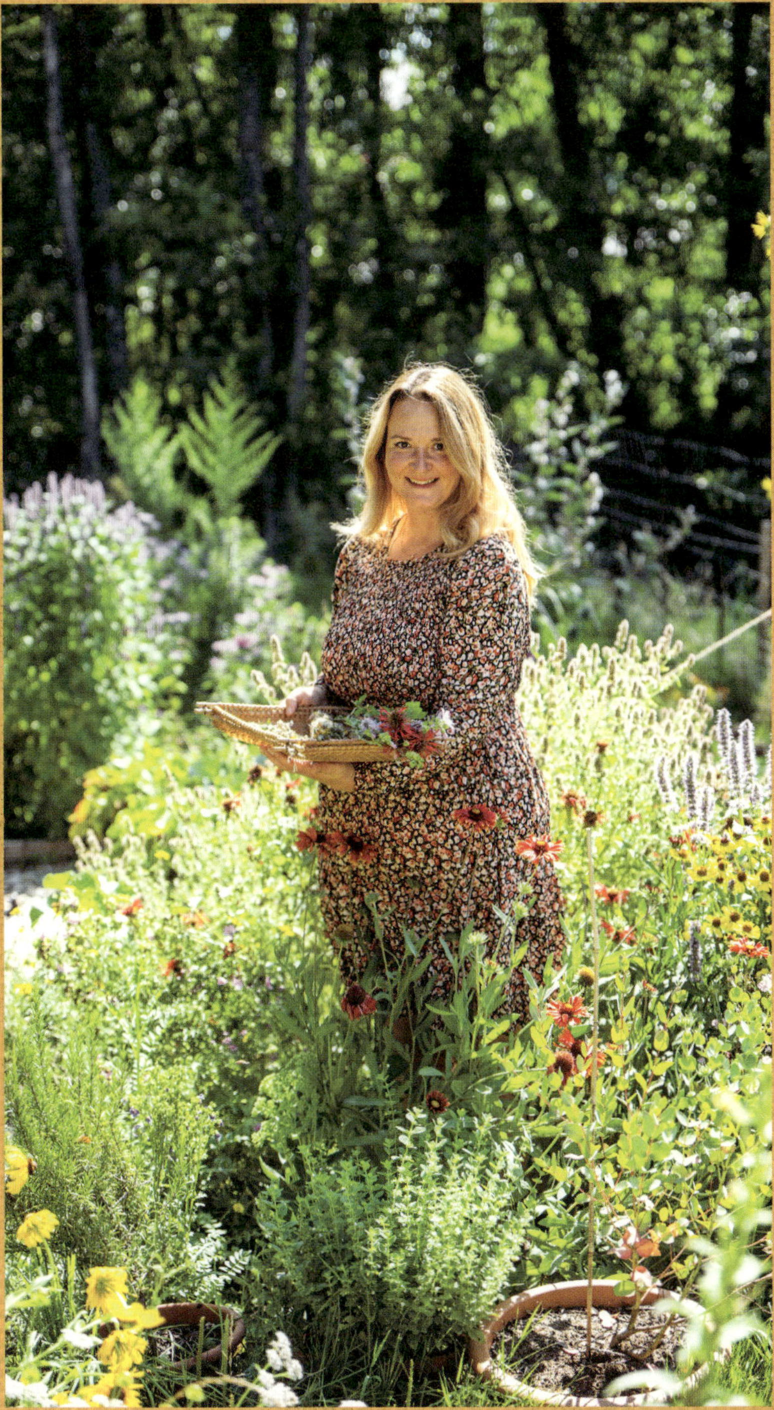

FSC
www.fsc.org
MIX
Papier aus verantwortungsvollen Quellen
FSC® C014138

1. Auflage

Gesetzt aus der Louize
Cover-, Innenteilgestaltung und Satz: wir sind artisten
Bilder: Karina Nouman, Seite 127 © Tareq Nouman
Illustration Cover und Innenteil: Veronika Halmbacher
Lektorat: Elisabeth Skardarasy

Medieninhaber, Verleger und Herausgeber:
Red Bull Media House GmbH
Oberst-Lepperdinger-Straße 11–15
5071 Wals bei Salzburg, Österreich
Printed by Finidr, Czech Republic
ISBN 978-3-7104-0353-8

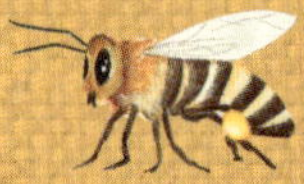